中醫減重塑身全書

吳明珠◎著

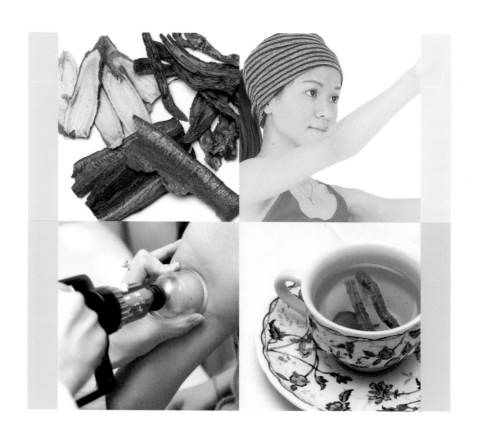

現代人必須重視肥胖問題

　　由於現代生活水準提高，改變國人飲食文化，加以生活不規律及運動量不足，以致肥胖的族群越來越多。

　　肥胖令人動作懶散、行動遲緩、個性害羞、社交困難，肥胖增加心血管的負擔，影響呼吸運動，容易便秘，形成脂肪肝、膽結石，賀爾蒙敏感度，增加罹患糖尿病、高血壓的機率，引發退化性關節炎等慢性疾病，世界衛生組織，於1997年開始將肥胖列為流行病。

　　依據衛生署在2002年統計，我國成人人口中大約有五分之一人口過重，十分之一已屬肥胖，四十五歲以上男性四成以上有肥胖的傾向，女性更超過一半以上。研究發現肥胖不僅會帶來心臟病、糖尿病，也會提高癌症罹患率，肥胖對健康的傷害程度幾乎和香菸一樣可怕，不僅有礙美觀，影響生活起居，更威脅個人生命健康。

　　鑑於現代人常為肥胖所苦，吳明珠醫師繼《享瘦一輩子》一書後，復著作《中醫減重塑身全書》，提供世人如何檢視個人的肥胖指數，計算食物熱量，並認識傳統醫學的理論，運用中醫的智慧，應用中藥、針灸、經絡按摩、藥茶等方法，有效的減重塑身。

　　吳醫師多年來於各大醫院看診，累積了豐富臨床治療經驗，更遠赴北京中醫藥大學博士班研究，學貫中西，著作多本養生保健書籍，吳醫師精心著作《中醫減重塑身全書》付梓問世，造福世人，特為文

推薦。

　　冀望大眾善用本書的瘦身方法與世界同步進行「塑身運動」，使人人「享瘦」健康一生。

中國醫藥大學中國醫學研究所教授

林昭庚

善用中醫減重，享受健康人生

　　健康長壽與青春美麗是全世界所有人夢寐以求的美好願望。長久以來，不管是傳統醫學、尖端醫學基因體醫學、直至今天的奈米科技，人們總是千方百計的研發健康美麗、創造窈窕魔鬼身材的良方。

　　健康可以維繫，青春可以再現，身材可以創造，但如何完成？不僅大家應配合的均衡飲食、規律的作息、適當的運動、快樂的情緒，更應相信中醫，搭配中醫全方位的處理模式。

　　國內有些急於追求窈窕美麗身材的女性朋友，常受到坊間道聽途說和積非成是錯誤觀念的影響，往往未能堅信專業醫師的良心建議，反而相信舌燦蓮花、巧言令色的江湖術士之言，不僅痛失錢財，更賠上健康。

　　吳明珠醫師是國內才貌雙全、臨床經驗極為豐富的知名醫師，不單單是症疾治病，在創造美麗身材、美容醫學的另一章，有更驚人的突破。她寫中醫博大精深理論於再造苗條身材之實踐，發揮得淋漓盡致。

　　說真的，羅馬不是一天造成的，今天的肥胖，不代表終身的肥胖。為了重振美姿、再現婀娜，您別無選擇，相信專業醫師吳明珠為大家精心設計的方式準沒錯！

　　但願此書的出版，不僅讓大家在人生的輝煌歲月中，更能出類拔

萃；同時永遠成為減重成功、婀娜多姿的新美女！也期望擁有本書的
讀者，善用中醫的指導原則～辨證論治，正確地進行減重塑身，並擁
有健康人生。

台北市中醫師公會名譽理事長

陳旺全

減重不減健康

　　肥胖是指體內脂肪超過正常水平的一種非正常狀態，肥胖是引起高血壓，心血管疾病，糖尿病，脂肪肝等許多疾病的重要因素之一。造成肥胖的原因很多，如人體代謝紊亂，內分泌失調等，多數肥胖屬於單純性肥胖，主要是由於營養過剩或者營養失衡，造成體內過多的能量以脂肪形式儲存起來的結果。

　　如何預防和治療肥胖已成為當今人們最關注的問題，合理的平衡膳食和充足的運動是一般預防肥胖和控制體重的主要手段。減重從根本意義上來說，應當是減少體內多餘的脂肪，而不是單純的減輕體重。這需要從兩方面著手；一方面減少能量攝入，另一方面增加能量消耗，也就是要減少儲存脂肪的合成，同時運動體內儲存的脂肪產生能量，才能取得令人滿意的效果。在此基礎上，結合有效的減重方法，更能夠達到減重的目的。而中醫減重就是利用各種傳統中醫方法，如中藥茶飲、中醫針灸、中藥調理、刮痧、滑罐、薰臍等法，對個體做整體的體質調理，是讓患者健康減重的好方法！吳明珠中醫師常年致力於應用中醫的減重方法來治療肥胖患者，讓患者減重不減健康，現在更利用公餘時間，出了此本《中醫減重塑身全書》，書中不僅教導一些重要的營養概念和計算，更包括了運動的概念和方法，最重要的，還有好用的中藥食譜介紹，讓您照著吃就能瘦下來，當然也

有好喝的中藥減重茶飲，喝水也能瘦！更利用中醫的針灸法，讓人躺著也能瘦！

中醫的傳統藥方很多，有些使人增加排泄、抑制吸收，從而達到減重降脂的作用，有些藥材讓人產生飽腹感，降低食物吸收，減少脂肪堆積；中醫更應用耳穴埋針治療，影響神經中樞或脂肪細胞，抑制吸收，促進脂肪代謝。由於每種人的體質不同，所以應用減重藥材的成分和作用就不盡相同。吳明珠醫師將病人的體質診斷之後再對症下藥，給與患者最適當的處方，並給予對應的輔助中醫療法！

成功的減重＝耐心＋毅力＋合理的方法

減重是改變原有生理狀態的複雜過程，只有身體各個部分的生理機能處於正常狀態才能保證減重的順利進行！健康減重才是真的愛自己！中醫減重法，讓您的身體不僅瘦下來，還瘦得凹凸有緻，氣色漂亮又健康！

吳明珠醫師在本書中收錄正確又詳盡的中醫減重概念與方法，值得推薦給想要減重塑身的您參考！

台北市立聯合醫院副總院長

翁林仲

我也是減重過來人！

　　從二十世紀末以來，減重已成了大家、全家的運動，更是一種時尚，特別是一些女性為追求身材苗條更是趨之若鶩的減重，也不管您是否肥胖？採取的減重方法對身體是否有利？哪種減重藥品適合你？如果弄錯了方法，小則破財消災，大則可能會求美未成身先衰！

　　其實只要方法對！每人都會由大號變成小號！年輕瘦到老，不僅是為了美麗的身材也為了健康的身體！因為我也是這樣減過來的！想當初，當我產後由45kg變成60kg時，我明白我的體重可能是暫時的但也可能是會跟我一輩子的體重，假如我不正視它的存在，我可能會由小豬變大豬！所以在書中所用的中醫減重方法、我幾乎都做過一遍，可以將減重的速率加快！所以大家看我的時候幾乎都是瘦的！

　　利用中醫減重配合辯證論治其實滿健康的！甚至有些病人本來太胖月經不調，屬於痰濕體質的，經過中醫調理，減重順便調經連帶就懷孕了！一舉多得！其他常運用的就屬中藥茶飲了！本書的茶飲也很實用有效！尤其配合食譜的利用更能事半功倍！健康塑身成功一輩子！

　　低卡減重料理如懶人減肥湯，也是讓人可以解饞又有飽足感而好吃的減肥食譜！利用穴道按摩！每個難瘦的部位都能瘦到好處！拍打肥肉更能瘦的漂亮有彈性！所以這本書可說是肥胖者的參考書也是怕

我也是減重過來人！

復胖者福音！在此我已過來實踐的見證者，誠懇的推薦大家閱讀這本
《中醫減重塑身全書》，讓它陪您完成閃亮的自己，幫助您健康輕鬆
的達成型男、辣妹的目標！

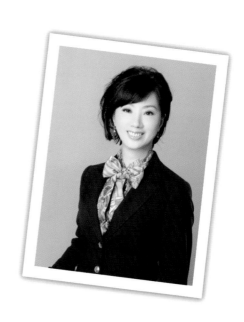

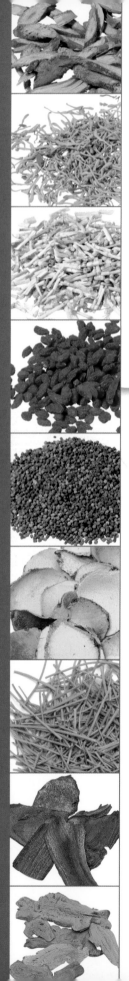

第1部 中醫如何讓人減重？　　17

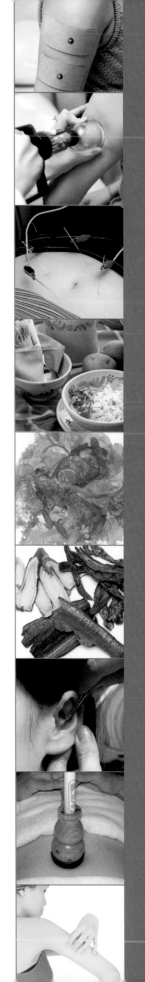

第2部　躺著瘦中醫減重法　65

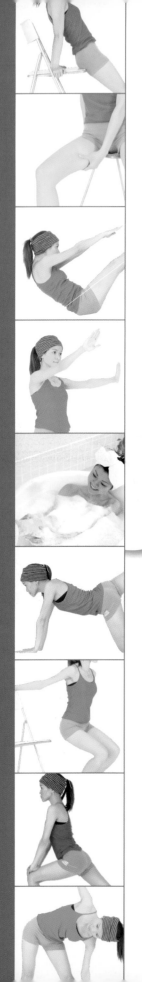

第3部　簡單好做瘦身運動　107

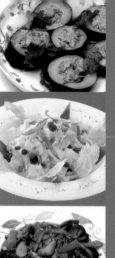

第4部 吃吃喝喝瘦下來

吃吃喝喝 瘦下來　125

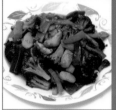

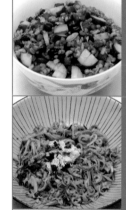
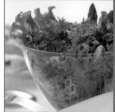
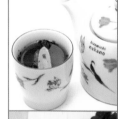

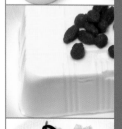

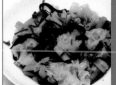

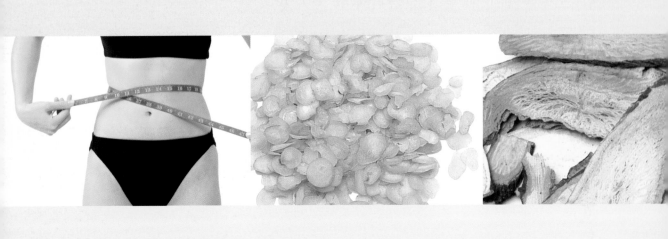

第①部

中醫如何
讓人減重？

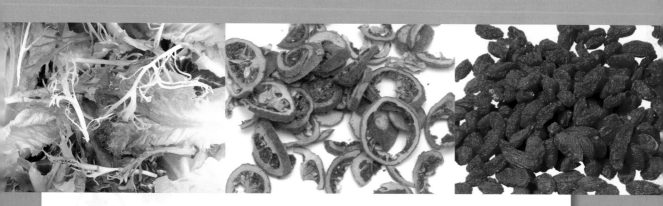

1. 你是肥胖一族嗎？
2. 中醫減重基本常識

1 你是肥胖一族嗎？

　　什麼是肥胖？有時來門診要求要減重的病人，身材其實很苗條，完全看不出哪裡太胖了。這些病人其實是屬於瘦身的類型，並不屬肥胖。肥胖是指人體內的脂肪堆積過多，顯著超過正常人的一般平均量；也就是說，超過了理想體重的一定量才能稱為肥胖。由於現代生活、交通、生活的半自動化發展，體力活動逐漸減少，攝入的熱量消耗有餘而轉化成脂肪，導致體重逐漸增加。即使體重沒有變化，實際上是脂肪增加而肌肉減少了。因為人體全身的肌肉60%在腰以下，由於少走路，大部分肌肉工作量下降，因而導致肌肉減少、脂肪增加，體重就自然而然的上升了。但要特別注意的是，千萬不可將肥胖與體重增加混為一談，有些人是因為肌肉發達、水腫、腹水、懷孕等因素，使體重超過正常標準；但是它的體脂肪含量並沒有超出正常；而單純的肥胖患者體重增加，則是因為體內脂肪貯存過多引起的，所以不能把體重增加與肥胖劃上等號。

7種容易發胖的體質

　　什麼人容易變胖？透過臨床觀察與分析，我們可以知道下列情況容易發生肥胖，不妨仔細觀察看看自己是否符合下列的說明：

1.營養不均衡，飲食習慣不良

　　例如喜歡吃甜食、油膩食物，平時常吃零食，三餐進食只吃米飯、麵食及富含澱粉類食品，而不喜歡吃蔬菜的人，肥胖發生比率都較高，這是因為上述食物中含碳水化合物和脂肪較多，可提供很多熱量的緣故。

2.常喝酒應酬，或喜喝飲料的人

　　經常喝酒的人也容易肥胖，因為1克酒精可產生7大卡的熱量，少量飲酒對身體無害，但大量飲酒時產生的熱量較多，多餘的熱量轉為脂肪貯存，使人體發胖。

3.生活習慣或運動量突然減少很多

　　由於某種原因而停止運動或調動工作量，運動量、消耗量明顯減少，如果飲食的結構沒有得到調整或減量，很快

就會肥胖起來。

4. 慢性病患者

　　有些人由於患了某些疾病如結核、腎炎、肝炎、骨折等，活動量減少，嚴重者甚至於需要「完全臥床休息」，而導致體重增加成為肥胖者；還有患了精神病的人，由於服了某些特殊的藥物，會出現嗜睡、多喝、懶動，因此也會有體重增加的情況，甚至可能導致肥胖的出現。

5. 遺傳

　　上一代是肥胖的人，體重在一定程度上受到遺傳因素的影響，有40％至60％的肥胖者有肥胖家族史。據調查，父母一方有肥胖病者，其子女有半數體重超重；如果雙親都肥胖，其子女有三分之二左右發生肥胖；雙親為瘦或體格正常的人，其子女肥胖的只占10％。而且肥胖者不僅肥胖有遺傳性，連脂肪分佈的部位也有遺傳性。例如統計18個肥胖的母親，他們生了12個肥胖的女兒，母女之間脂肪分佈的部位也很相似，所以臨床上來門診減重的患者常會抱怨自己胖的地方像媽媽或爸爸的部位。

6. 骨架大小

　　骨骼與肥胖之間也有密切的關係。骨骼正常的人只有3％的男人和5％的女人體重過重；而寬大骨骼的人，則有37％的男人和67％的婦女體重過重。在肥胖婦女中，有52％是強力型體型，而正常體重婦女中強力型只有15％，說明寬大骨骼和強力型體型的人發生肥胖的概率較高。

7. 更年期

　　此種肥胖屬於內分泌的改變，也使一些辣媽很不能接受這種轉變，所謂「人老珠圓」，實在是令人扼腕的事！

6個容易發胖的時期

　　引起肥胖的主要原因，是少動的生活方式及高脂肪、高能量的飲食結構。由於人體攝入的能量超過了需要消耗的能量，出現能量多，身體內的合成代謝超過分解代謝，使體內過剩的能量轉變成脂肪，貯積在脂肪細胞中，而引起肥胖。

　　人在漫長的一生中，並不是每個時期都容易發胖的，比較容易發胖的時期是嬰幼兒期、青春發育期、結婚後期、妊娠期、產後期、中年期和更年期。

　　從這些容易發胖的時期中，還可歸納出三個突出時期，一是在嬰幼兒期（一周歲到學齡前）；二是在青春發育期；三是40歲以後中老年期。

1.嬰幼兒期

現代獨生子女多，只有一個孩子，經濟條件優越，因為怕小寶寶營養不良，所以在嬰兒出生還只有二、三個月，除母乳餵養外，另加人工餵養，過早或過多地添加副食品。因為嬰兒頭幾個月還不能爬行活動，吃飽了就睡覺，能量消耗不完；加上過度餵養，造成了攝入能量超過消耗所需，使嬰兒肥胖。

另外，隨著社會發展，生活水準的提高，多數長輩們對學齡前的獨生子女過分溺愛，在每日三餐飲食中任其喜好，養成孩子挑食、偏食的壞習慣；加上平時零食不斷，使體內能量貯存，日積月累之下，導致孩子肥胖。

2.青春發育期

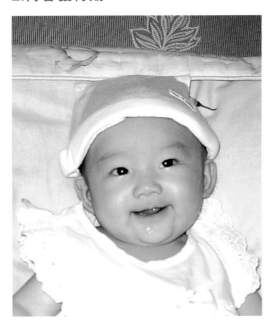

孩子進入青春發育期，體內的卵巢和睪丸功能增加，性激素分泌逐漸旺盛。女孩體內雌激素可促使皮下脂肪含量增加，男孩的雄激素能促進體內的蛋白質合成增加。當女孩到13歲以後，男孩到了14歲以後，生長發育突然增快。這時期由於性激素分泌的改變，機體合成代謝超過分解代謝，胃容量較佳、食欲旺盛，使得能量攝入較多。同時，這時期的孩子學習時間較長，而活動和體育鍛練時間明顯減少，因此青春期的孩子如果攝入過多熱量，就很容易產生發胖的情形。

3.結婚後

未婚者多數喜歡各種社交、體育活動；睡得較晚，在飲食方面也不很注意，進食量不多，吃得馬虎；結婚後，生活方式有所改變，夫婦一起進餐，因為飯菜可口、飲食規律等因素，造成進食量增加；同時社交活動也變少，晚飯後夫妻一起休息，邊看電視邊吃零食，因此，不用多久就會變胖。

4.妊娠期

婦女受孕後隨著胎兒月份增加，肥胖主要是攝入的能量過多和活動量變少的結果。妊娠由於胎兒胎盤以及生殖器等增大因素，使妊娠期的體重平均可增

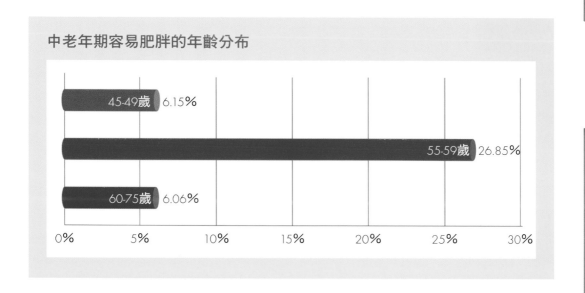

中老年期容易肥胖的年齡分布

45-49歲 6.15%
55-59歲 26.85%
60-75歲 6.06%

0%　5%　10%　15%　20%　25%　30%

加約10公斤，但是妊娠期體重增長不應超過12.5公斤。若體重增長顯著，表示妊娠期體重過重，體內脂肪堆積過多，而易發生產後肥胖的情形。

5.產後期

由於經過妊娠期的子宮增大，腹壁肌肉擴張，分娩後腹壁鬆弛，腹肌失去張力，容易使脂肪沉積，再加上坐月子講究吃的好、吃的多，活動量也減少，所以很多媽媽產後就肥了一圈在肚子上。

6.中老年期

人進入中老年（50至60歲）之後這時期精神愉快、經濟富裕、生活穩定，尤其是一般認為辛苦了半輩子，該吃些美味佳餚、好好地享享清福了。同時，

更年期後體內激素代謝的改變，使脂肪代謝紊亂，脂肪貯存增加，導致肥胖。

據專家統計肥胖型者在45至49歲的年齡組約6.15％；以後所占百分比逐漸升高，55至59歲時達到高峰，占26.85％；再以後又可隨年齡增長而逐漸下降，到75歲後降至最低點，只占6.06％。可見，55至59歲是人最容易肥胖的年齡之一。

檢視你的肥胖指數

肥胖的脂肪貯存在哪裡？

　　人體的脂肪來自攝入的能量超過了需要消耗的能量，多餘能量除以肝糖元、肌糖元貯存外，**多出來的能量幾乎完全轉化為脂肪，儲存在腰腹、臀部、大腿、肩膀和乳房四大特區脂肪庫中。脂肪庫是指體內脂肪儲積最多的部位。**人體最大的脂肪庫是皮下脂肪組織層，皮下脂肪的厚度和人體的肥胖有一致的關係，皮下脂肪組織厚度越大，肥胖度越大，可以作為肥胖度的一個指標。體內脂肪庫除皮下脂肪組織外，還有胸腔和腹腔內臟器周圍的脂肪組織，如心包膜、肝、腎囊、腸系膜、大網膜內的脂肪組織。肥胖時，這些內臟中脂肪組織增加，使得脂肪厚度加大。

體內脂肪組織的特點

　　體內脂肪組織主要由脂肪細胞、少數纖維母細胞、少量細胞間膠原物質組成。脂肪都存在於脂肪細胞內，脂肪組織中化學成分：包括80％至85％的脂肪，2％的蛋白質，13％至18％的水分。深部脂肪組織比皮下脂肪組織含水量多，而脂肪細胞內缺乏水分，是體內熱量的主要貯藏庫。脂肪由脂肪酸（硬

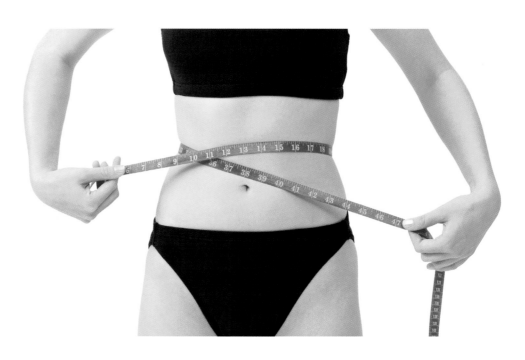

脂酸、軟脂酸、油酸）與甘油合成，它是體內能量儲存的最好形式。當食物供給的能量超過體內消耗時，食物中的脂類可經過改造，直接儲存起來；剩餘的糖和蛋白質（主要是糖）也可轉變為三酸甘油脂而積於脂肪庫中。在機體神經體液因素的調節下，脂肪組織中的中性脂肪合成和分解代謝十分活躍。

脂肪分佈與疾病的關連性

●皮下肥胖與內臟肥胖的區別

關於肥胖，多數醫生按照體重來判斷肥胖度，有些學者則是根據皮下脂肪的測定原理作判斷，將肥胖分成**皮下脂肪堆積型**（簡稱**皮下肥胖型**）和**內臟脂肪堆積型**（簡稱**內臟肥胖型**）兩大類。

皮下脂肪堆積型的特點是脂肪主要集中分佈於腹部、臀部及大腿部皮下組織內；而內臟脂肪堆積型則是脂肪主要集中分佈在腹腔裡的腹膜（包括大網膜、小網膜、腸系膜）。內臟肥胖型的肥胖者，血中膽固醇明顯升高，這一型肥胖者更容易罹患高血壓病、動脈硬化症和糖尿病。因此測定肥胖者脂肪分佈情況，更能反映肥胖的危害。

內臟肥胖型肥胖者因為內臟脂肪游離入靜脈，就會直接對肝臟產生不良影響，導致脂類代謝異常。而皮下脂肪游離入血管後，要經過體循環才能到達肝臟，所以對肝臟的影響比較小。

一般男性的脂肪容易集中在腹部，女性則容易集中在皮下。不論男女性別，如果腹部脂肪的比例大，就容易患上述疾病。男性患這些疾病的機率比女性多，可能與此也有一定關係。

健康新指標：腰臀比

美國史丹佛大學的生理學研究人員李察‧泰瑞在多年從事研究脂肪分佈與健康關係的實驗中，發現臀部胖的人比腹部胖的人健康。研究表明，在通常情況下，女人體內脂肪存在臀部和大腿上，男人則多儲存於腹部。這裡提供一項簡單而有效的測驗方法，能幫助你瞭解自己是否易患心臟病、中風和糖尿病。你只要站著量腰圍，再量臀圍，然後用腰圍除以臀圍，所得出的結果就是腰臀比。

這項測驗在科學上既可靠又方便，

例
腰圍26吋、臀圍34吋，其腰臀比為0.76研究顯示，男人腰臀比的上限是0.85－0.90，女人則是0.75－0.80。

它和血壓和血清膽固醇指標一樣，一看就可知道你的健康程度。

研究發現，臀部胖的人與腹部胖的人，體內膽固醇成分不同。臀部肥大而腰圍不大的人，體內的高密度脂蛋白膽固醇（HDL）含量高，這種膽固醇能進出動脈壁，不會沉積於血管壁內膜而引起動脈粥樣硬化，還能清除已經存在於血管壁上的膽固醇，從而產生預防心臟病的作用；而肚子大臀部小的人，HDL含量低，因而患心臟病的可能性就大。脂肪在人體不同部位的堆積，是產生HDL含量不同的原因。腹部的脂肪在人體深部，會阻礙肝臟合成這種膽固醇，而臀部的脂肪僅僅在皮膚下面，對肝臟製造HDL影響不大。腰臀比的發現具有重要意義，它提示人們要採取正確的方法進行減重，加強腰肌鍛練，減少腹部脂肪的堆積，以縮小腰臀比。不僅有利於身材的健美，而且對健康大有幫助。

肥胖的類型

肥胖是一種症狀，許多內分泌疾病都會引起肥胖。臨床上一般依病因可分為單純性肥胖症和繼發性肥胖症，前者為生理性，後者屬病理性。

單純性肥胖症：沒有明確的內分泌疾病，是由於代謝障礙所引起的。其中又分為「**體質性肥胖**」和「**獲得性肥胖**」。幼年時期，也就是在10歲以前發胖者稱為「**體質性肥胖**」，這種肥胖的病人不僅脂肪細胞比正常人要大，而且脂肪細胞數量要比正常人多。一般認為遺傳是重要原因，父母都是肥胖的話，下一代肥胖的機率為81％，這種肥胖治療起來也比較困難。

「**獲得性肥胖**」即從成年或中年以後開始發胖者，這種病人脂肪細胞的數量已不再增加，而主要是脂肪細胞體積的增大。好像吹氣球越吹越大，這類肥胖用控制飲食的方法治療，效果較好。

繼發性肥胖症：主要是由於神經系統或內分泌系統的器質性病變所引起。如腦部疾患、下丘腦或垂體病變、腎上腺皮質功能亢進、性腺機能不足、甲狀腺機能低下、輕型糖尿病、胰島素分泌過多性低血糖、胰島腺細胞瘤引起的肥胖和藥物（類固醇藥物）引起的肥胖。以上因素引起的肥胖必須請醫師診斷，根據不同的病因進行治療。

另外肥胖可依外型大略分為蘋果型和西洋梨型。

脂肪主要分佈在下半身者，稱為皮下肥胖型，也就是俗稱的「西洋梨型」；而所謂的「蘋果型」其脂肪主要

分佈在上半身，為內臟肥胖型。其區別可用簡單的公式來分別：

而西洋梨型肥胖則屬女性為多，一

腰圍（W）除以臀圍（H）即是
W÷H≧0.8
若數值超過0.8以上，即屬於蘋果型肥胖。

部分是因女性荷爾蒙的關係；另一方面乃是肥胖細胞增生（數目稱多）及變大（撐大）所引起。一般而言，西洋梨型的肥胖較不容易減重，臨床上求診的患者也以此型較多，有些患者再怎麼運動就是這一部分減不下來，此時中醫的針灸就能達到部位減重的目的了。

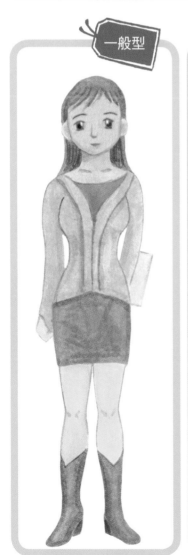

一般型

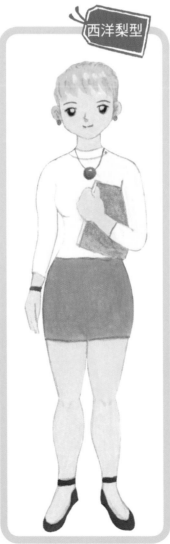

西洋梨型

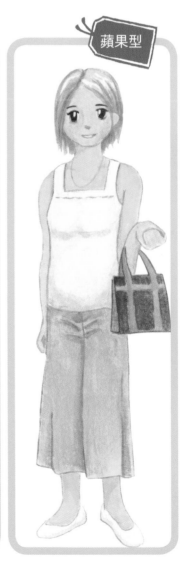

蘋果型

中老年肥胖的特點

從體型改變上看，與自幼或青少年肥胖的均一肥胖體型不同，中老年肥胖以腹部、臀部肥胖較多見。男性以腹部肥胖為主；女性則臀部肥胖多見。但臀、腹部均胖，在男女中都可見到。

從肥胖併發的病症來看，中老年肥胖併發動脈硬化的機率高，據報導，50至70歲年齡組肥胖者動脈硬化的發生率達48%～67%，而非肥胖者僅16%～36%。以身高體重指數（BMI）分組，BMI 22～23.9組動脈硬化發生率為31.4%，24～25.9組為51.2%，26～27.9組則達71.2%。高血壓、糖尿病、心腦血管疾病的發病率，隨年齡增加而升高，且常伴隨肥胖而發生。

兒童的異常肥胖

凡與同年齡、同性別孩子的體重平均值比較，不超過20%～25%的孩子（脂肪率不超過25%），應視為正常。超過此幅度，則是異常肥胖。異常肥胖的情況有以下幾種：

1.獲得性肥胖：

由於大量吃甜食、動物性脂肪，使得胃口較好，而且睡眠時間較長，又不喜歡活動，所以熱量攝入多，消耗

量少；或有家庭病史，既有先天因素，又有後天的因素。這種異常肥胖，有的伴隨動作笨拙，甚至氣促、易疲倦，男性陰莖短小甚至睪丸不發育；但智力正常，身體和同年齡、同性別孩子的平均值大致相同，不伴有病理性症狀。

2.病理性肥胖：

多由控制生長發育、代謝方面的臟器有了毛病。主要表現在三個方面：

● **中樞神經性疾病**：常見於肥胖性生殖無能症和腦炎後遺症。前者有身材短小，併發尿崩症，脂肪分佈以乳房、下腹部及外生殖器附近較為顯著；內外生殖器官均不發育，男性幼兒睪丸比同年齡的小，且常不下降。男性由於性腺發育不全，成年性功能低下。女性患者常有月經失調、閉經、不育等；同時還會出現尿崩症（口渴、多飲、多尿、低比重尿）等下丘腦綜合症表現。

● **皮質醇增多症**：主要表現頰、頦（即兩腮和下巴）肥胖，呈「滿月臉」，並有早發性痤瘡。另外，軀幹上部也呈過度肥胖，尤以頸後與背部連接特別顯著，呈「水牛背」形狀。初期智力多正常，後神情逐漸淡漠、呆滯、性格與年齡不相稱，顯得格外幼稚。

●**遺傳性肥胖發育障礙綜合症**：特點是肥胖，常伴有多指、多趾或併指，或有其他畸形、皮膚細嫩、頭髮稀少、身材矮胖、反應遲鈍、記憶力減退、心率緩慢、心音低沉等。

其他內分泌或新陳代謝型疾病引起：

如甲狀腺功能低下，引起甲狀腺分泌不足導致黏液性水腫，體重增加；另有胰島素分泌問題的糖尿病、胰島細胞瘤等病也都會造成體重異常增加。

肥胖指數計算法

而何謂標準體重？講到肥胖就一定要提到體重，體重是指人體各部分的總重量，可由年齡、性別、種族、遺傳等因素的不同而不同，特別是易受各種環境因素的影響而發生變化。

體重有一定的標準，而且會因人的身高、體型及性別而有不同，一般情況下，個子愈高，體重也相應隨之增加。一個健康不肥胖的成人，在30歲左右體重就不應該有較大的變化。

國內確定肥胖的常用臨床標準為：

1.按理想體重估算

這是臨床上比較常用的粗略評估方法。超過理想體重的20％為超重；超過30％為輕度肥胖；超過40％為中度肥胖；超過50％為重度肥胖。估算理想體重的臨床上常用方法有：

① **成人理想體重估算**：一是理想體重（kg）＝〔身高（cm）－100〕×0.9；二是理想體重（kg）＝身高（cm）－105；三是查閱理想體重表。

② **嬰幼兒童理想體重估算**：嬰兒1～6個月，理想體重（g）＝出生體重（g）＋月齡×600；嬰兒7～12個月，理想體重（g）＝出生體重（g）＋月齡×500；1歲以上幼兒，理想體重（kS）＝年齡×2＋8。

2.按體重指數（BMI）判斷

這是目前最常用的公認標準。BMI即體重（kg）除以身高（m）的平方所得的商（kg/m2）。

3.根據脂肪含量判斷

上述兩項指標不能反映體內脂肪的含量，對肌肉發達或骨骼粗大的個體不適宜，因此測定脂肪含量更為準確。體內脂肪含量男性達25％，女性30％可診斷肥胖症。計算方法為：

脂肪百分率＝（4.570/D－4.142）×100％，D為體密度，測算方法見表16-9。

（1）**皮褶厚度測量**：常用測量部位在：① 右肱三頭肌下緣臂外側正中

點；②右肩胛下角處；③右臍旁3 cm
處；④右髂前上棘處。其中第①、②處
皮膚為最常用。用手指將皮膚提起後用
皮卡鉗測量兩側皮膚間厚度。右肱三頭
肌＋右肩胛角皮褶男性超過51 mm，女
性超過70 mm為肥胖。

（2）按腰臀（髖）圍比值
（WHR）肥胖分型：腰部第12肋下緣
水準量的腰周長（cm）為腰圍，亞洲
人群男性>90 cm為肥胖，女性>80cm為
肥胖。臀部最大處測量的周長（cm）
為臀圍。WHR為腰圍與臀圍之比。當
WHR男>0.9，女>0.8時，可視為中心性
肥胖。中心性肥胖又可根據內臟脂肪與
皮下脂肪的比值（V/S）分為內臟脂肪
型肥胖（V/S≥0.4）和皮下脂肪型肥胖
（V/S<0.4）。測定V/S比值一般需通過
CT或MRI測量，比較昂貴。用B超測算
腹壁脂肪指數（AFI）也可判斷肥胖分
型，AFI男性>1.0，女性>0.7可判定為
內臟脂肪型肥胖。內臟型肥胖病人糖尿
病、冠心病、脂肪肝等的發病率顯著高
於皮下脂肪型患者。

鑑別診斷

單純性肥胖症診斷並不困難，但需
排除由於內分泌病和先天性疾病引起的
繼發性肥胖。主要有：

（1）庫欣氏症候群：根據特有的
向心性肥胖、高血清皮質醇、UFC水準
和小劑量地塞米松抑制試驗不受抑制的
特點可以鑑別，根據血漿ACTH水準和
CT或MRI等影像學檢查可以確定垂體
瘤（庫欣氏症）或腎上腺腫瘤等病因診
斷。

（2）下丘腦性肥胖：如肥胖生殖
無能綜合症，多由下丘腦炎症、腫瘤、
變性等原因引起，常有神經、精神症
狀，伴有多系統內分泌異常，經內分泌
功能和有關影像學檢查往往可找到病因
明確診斷。

（3）甲狀腺功能減退：病人有甲
狀腺功能減退症（簡稱甲減）的臨床表
現，高TSH、低甲狀腺激素水準可以明
確診斷。由垂體功能減低的繼發甲減，
TSH可正常或偏低，與肥胖或其他慢性
病引起甲狀腺功能改變不易區別，但垂
體功能減低者對TRH無反應。

（4）多囊卵巢綜合症：除肥胖和
胰島素抵抗外，有月經異常、無排卵、
多毛等表現，婦科、內分泌和卵巢超音
波等檢查可以明確診斷。

（5）先天性疾病相關肥胖：均為
罕見病。如Laurence-Moon-Biedl綜合症
（肥胖侏儒綜合症）、Prader-Labhart-
Willi綜合症（低肌張力-低智力-低性

腺功能-肥胖綜合症，HH-HO綜合症）
等，一般有特徵性臨床表現和內分泌改
變，透過內分泌及相關檢查可以明確診
斷。

兒童肥胖的定義

判斷兒童是否肥胖的方法

將兒童進入成年人之前的不同時期分為三個階段，小於七歲為學齡前期，7～13歲為小學期，13～16歲為中學期，即青少年期。

兒童肥胖與成人肥胖有所不同：

1. 兒童身高增長快，相應體重變化也快，不同年齡有不同的標準。
2. 隨著年齡的增加，兒童皮下脂肪的含量也逐漸增加。
3. 男女孩皮下脂肪含量不同，女孩多於男孩，隨著年齡增大，差別也越來越大。

由於上述特點，再加上種族、地理環境條件的差異，目前還沒有國際統一的兒童肥胖評定標準。參照國際有關報導，推薦下述兩種評價指標。

嬰幼兒肥胖的特點

兒童肥胖是指身體脂肪異常增多的狀態，通常以體重來計算。要弄清兒童是否肥胖，就先要知道孩子的標準體重是多少。可以用以下公式計算：

＊1～6個月嬰兒
標準體重（千克）＝
出生體重（千克）＋月齡×0.6

＊7～12個月嬰兒
標準體重（千克）＝
出生體重（千克）＋月齡×0.5

＊1歲以上兒童
標準體重（千克）＝
8＋年齡×2

表1 BMI量評定標準

分期　　　BMI分度	學齡前期	小學生期	中學生期
年齡（歲）	<6	6～11	12～17
正常	15～18	16～19	18～21
超重	<18～	<19～	<21～
輕度肥胖	<20～	<21～	<23～
中度肥胖	22～	23～	25～
重度肥胖	25～	27～	30～

表2 兒童肥胖皮脂厚度評定標準

（毫米）

分期　　　BMI分度	學齡前期		小學生期		中學生期	
	男	女	男	女	男	女
年齡（歲）	<6		6～11		12～17	
輕度肥胖	<20	<23	<20	<23	<20	<23
中度肥胖	<30	<33	<20	<23	<20	<23
重度肥胖	<40	<43	<20	<23	<20	<23

1-2 認識卡路里

我們每天主要吸收兩種食物，一種是有益健康而不太會增加體重的食物，如：魚、蔬菜、水果、脫脂乳製品等；另一類則是增加體重的食品，如：巧克力、奶油、乾酪、豬肉製品、油炸食品、糖果等。

要減重，首先要減少吃的食物量。吸收不當的食物會使你肥胖，因此當想到減重的時候，就是要降低卡路里的攝取量。

卡路里到底是什麼？

卡路里只是衡量能量的方法——衡量食物中的熱量和人們身體中釋放的熱量。按專業上的說法，一個單位量的卡路里能使一克的水上升攝氏一度。

卡路里不是營養物，但很多營養物給我們卡路里。蛋白質、碳水化合物和脂肪組合成含有卡路里成分的各種食物。

*1克蛋白質包含4大卡熱量
*1克碳水化合物含4大卡熱量
*1克脂肪含9大卡熱量
*1克酒精含7大卡熱量

大多數食物和酒類是由蛋白質、脂肪和碳水化合物（有時是酒精）所組成的，因此食物中的卡路里含量就是各種營養物的卡路里含量的總和。

如：一碗雞肉湯麵含有3克蛋白質、7克碳水化合物和2克脂肪，卡路里總數是58大卡。

一個橘子含有50卡路里的熱量，它提供了3克的纖維素，相當一日維生素C的需求量和大量的葉酸。

許多身體偏胖或擔心發胖的人，總認為吃蔬菜不會發胖，因而對蔬菜往往不加選擇、不加控制地食用。實際上，過多食用含有高碳水化合物的蔬菜，過剩的碳水化合物也會在體內轉化為脂肪儲存。

在開始實施飲食減重時，以下這些食物是不錯的選擇。

飲食減重吃這些！

■黃瓜

黃瓜中含有的丙醇二酸，有助於抑制各種食物中的碳水化合物在體內轉化為脂肪。

■白蘿蔔

白蘿蔔含有辛辣成分芥子油，促進脂肪新陳代謝，可避免脂肪在皮下堆積。

■韭菜

韭菜中含纖維較多且不易消化，可促進腸蠕動，有較強的通便作用

■全麥麵包包

全麥麵包是麵包中熱量最低的，如果喜歡吃麵包的話，建議可以在早餐或者下午茶吃個全麥麵包！

■花椰菜

花椰菜含豐富高纖維成分，配合番茄、洋蔥、青椒等材料可煮成瘦身湯，肚子餓的時候很管用，低卡又飽肚。

■蘆筍

蘆筍含豐富維他命A、C，適合用來做沙拉，看電視時可當零食充饑，健康又不會胖。

■茄子

有科學研究指出茄子在一頓正餐中可以發揮阻止吸收脂肪作用，同時蘊含維他命A、B、C，對減重者來説，是一種好吃又有益食物。

■雞肉

雞肉是很多減重餐單的指定菜式，當然去皮食用，熱量更低。93公克雞肉只有48克脂肪，比半份牛肉或豬肉的熱量還要低。

■扁豆

若配合綠葉菜食用，扁豆可以加快身體的新陳代謝。

■柳橙

柳橙含天然糖分、多纖維又低卡，是用來代替糖果、蛋糕等甜品的最佳選擇。

■冬瓜

　　冬瓜含有豐富的蛋白質、粗纖維、鈣、磷、鐵、胡蘿蔔素等等。而且內含丙醇二酸，可阻止體內脂肪堆積。

■芹菜

　　含有維他命A及C，但大部分為水分及纖維素，熱量很低，多吃也不怕胖。

■香菇

　　香菇含有十八種氨基酸，其中人體必需的八種氨基酸，就含了七種。所含核酸物質，可以抑制膽固醇的增加，所以有助減重。

■綠豆芽

　　現代人多缺少纖維素，多吃綠豆芽對健康有益。炒時加入一點醋，以防維他命B流失，又可以加強減重作用。

■洋蔥

　　洋蔥含環蒜氨酸和硫氨基酸等化合物，能降血脂，對脆性的血管有軟化作用，並可護膚美容，能促進表皮細胞對血液中氧的吸收，增強肌膚修復能力。

■醋

　　醋具酸性，可軟化血管，清除血脂，對高血壓、動脈硬化、冠心病、肥胖者均有益處。但醋有合成醋與釀造醋，應挑選釀造醋較佳。

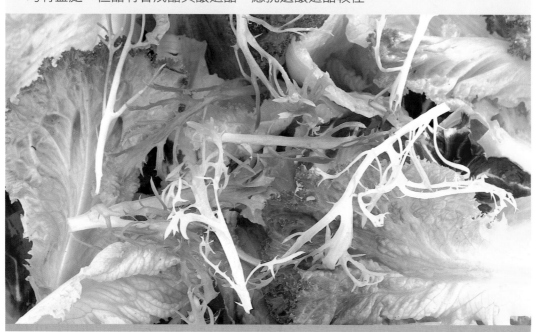

常見食物熱量表

蔬菜類：

名稱	可食重量	熱量
冬瓜	100公克	25大卡
絲瓜（角瓜）	100公克	25大卡
葫蘆	100公克	25大卡
佛手瓜	100公克	25大卡
西洋菜	100公克	25大卡
大黃瓜	100公克	25大卡
扁蒲	100公克	25大卡
蘿蔔	100公克	25大卡
絲瓜（長）	100公克	25大卡
芋莖	100公克	25大卡
芹菜	100公克	25大卡
木耳（濕）	100公克	25大卡
茄子	100公克	25大卡
萵苣莖	100公克	25大卡
青椒	100公克	25大卡
洋蔥	100公克	25大卡

油脂類：

名稱	可食重量	可食份量	熱量
植物油 大豆油 玉米油 紅花子油 葵花子油 花生油	5公克	1茶匙	45大卡
動物油 豬油 牛油	5公克	1茶匙	45大卡
麻油	5公克	1茶匙	45大卡
椰子油	5公克	1茶匙	45大卡
瑪琪琳	5公克	1茶匙	45大卡
蛋黃醬	5公克	1茶匙	45大卡

油脂類：

名稱	可食重量	可食份量	熱量
沙拉醬	10公克	2茶匙	45大卡
鮮奶油	15公克	1湯匙	45大卡
奶油乳酪	12公克	2茶匙	45大卡
腰果	8公克	5粒	45大卡
各式花生	8公克	10粒	45大卡
花生粉	8公克	1湯匙	45大卡
花生醬	8公克	1茶匙	45大卡
黑芝麻	8公克	2茶匙	45大卡
白芝麻	8公克	2茶匙	45大卡
開心果	7公克	10粒	45大卡
核桃仁	7公克	2粒	45大卡

肉類：

名稱	重量	熱量
蝦米、小魚干	10公克	55大卡
小蝦米、牡蠣干	20公克	55大卡
魚脯	30公克	55大卡
一般魚類	35公克	55大卡
草蝦	30公克	55大卡
小卷（鹹）	35公克	55大卡
花枝	40公克	55大卡
章魚	55公克	55大卡
魚丸（不包肉）	60公克	55大卡
牡蠣	65公克	55大卡
文蛤	60公克	55大卡
白海參	100公克	55大卡
豬大里肌（瘦豬後腿和前腿肉）	35公克	55大卡
牛腩、牛腱	30公克	55大卡
牛肉干	20公克	55大卡
豬肉干	25公克	55大卡

常見食物熱量表

豆類：

名稱	重量	熱量
黃豆	20公克	55大卡
毛豆	60公克	55大卡
豆皮	15公克	55大卡
豆包（濕）	25公克	55大卡
豆腐乳	30公克	55大卡
臭豆腐	60公克	55大卡
豆漿	240毫升	55大卡
麵腸	40公克	55大卡
麵丸	40公克	55大卡
烤麩	40公克	55大卡
豆枝	20公克	75大卡
干絲、百頁、百頁結	25公克	75大卡
油豆腐	35公克	75大卡
豆鼓	35公克	75大卡
五香豆干	45公克	75大卡
素雞	50公克	75大卡

澱粉類：

名稱	份量	計量	熱量
米、小米糯米等	1/10杯	20公克	70大卡
西谷米（粉圓）	2湯匙	20公克	70大卡
米苔目（濕）		80公克	70大卡
米粉（乾）		20公克	70大卡
米粉（濕）		30-50公克	70大卡
爆米花（不加奶油）	1杯	5公克	70大卡
飯	1/4碗	50公克	70大卡
粥（稠）	1/2碗	125公克	70大卡
薏仁	1又1/2湯匙	20公克	70大卡
蓮子（乾）	32粒	20公克	70大卡

澱粉類：

名稱	份量	計量	熱量
粟子（乾）	6粒（大）	20公克	70大卡
玉米粒	1/3根	50公克	70大卡
菱角	12粒	80公克	70大卡
馬鈴薯（3個／斤）	1/2個（中）	90公克	70大卡
蕃薯（4個／斤）	1/2個（小）	60公克	70大卡
山藥	1個（小）	70公克	70大卡

奶類：

名稱	份量	計量	熱量
脫脂牛奶	1杯	240毫升	80大卡
脫脂奶粉	3湯匙	25公克	80大卡
低脂牛奶	1杯	240毫升	120大卡
低脂奶粉	3湯匙	25公克	120大卡
全脂牛奶	1杯	240毫升	150大卡
全脂奶粉	4湯匙	35公克	150大卡
蒸發奶水	1/2杯	120毫升	150大卡

②中醫減重基本常識

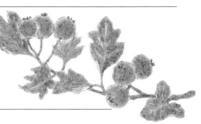

近年來，隨著人們生活水平的提高，肥胖現象日益突出，已經成為一種嚴重的社會現象。肥胖的防治在世界各國引起普遍重視，許多專家學者對中醫藥減重也表現出相當大的興趣與期望。

古代以胖為福相

肥胖在我國古代被看做是一種「福相」、是富貴的象徵，從古代文學藝術類圖書及相術類圖書的描寫中，很容易發現這一點。在我國唐代，仕女以「微骨豐肥」為美，傳說，繫六宮寵幸於一身的貴妃楊玉環，也是一位有名的肥貴人。這一時期的仕女畫像，無不個個豐乳肥臀，充分表現了以肥為美的觀念。這種觀念在我國某些地區尤其是農村，影響深遠，至今仍有些人認為肥胖是一種好事，如稱中年以後發胖為「發福」，認為兒童肥胖是一種健康的象徵等等。

研究發現，儘管中國古代以肥為美的觀念流傳甚廣，然而對於肥胖的危害、如何預防肥胖和進行減重治療，早為古代醫家所重視，醫學古籍中對肥胖的描述以及治療方法記載頗多，其中

許多減重療法效果顯著。中醫藥減重方法在眾多的減重方法中獨具特色。挖掘中醫學寶庫並結合現代醫學科技研究成果，多方面聯合應用，將是肥胖病防治的有效途徑之一。

傳統醫學對肥胖與減重的認識

中國古代的醫學書籍中，關於肥胖的描述很多，如「肥貴人」、「肌膚盛」、「人有肥、有膏、有肉」等等。古代醫家所提及的肥胖病因同現代醫學的研究相當符合。如中醫經典著作《內經素問‧通評虛實論》中說：「肥貴人，則高粱之疾也。」在同一著作的《順逆肥瘦篇》中也寫道：「肥人……其為人也，貪於取與。」清楚地指出肥胖的產生是吃得太多、太好的緣故。古代文獻還指出：「肥胖者大抵素稟之盛，從無所苦，唯是濕痰頗多。」這就

指出了個人體質與肥胖的關係。古代醫家還認識到缺乏體力勞動與過於安逸對肥胖的影響，指出：「久臥傷氣，久坐傷肉」等等。總之，關於肥胖的原因，古代醫家之於素稟之盛，過貪食膏粱厚味，以及久臥、久坐、少勞等，基本上與現代醫學提到的過食、活動少、家族遺傳因素相符合。

中醫肥胖病機的論述，一般分為素稟痰濕偏盛或氣虛經阻痰生。認為發生肥胖，濕是根源。人體濕盛則需要蒸騰氣化，氣虛，則氣化不利，把濕氣濃縮成痰，存積體內。古人不僅對肥胖的病因與病機有透徹地論述，而且還認識到肥胖能併發其他疾病：「凡治消癉、仆擊、偏枯、痿厥，氣滿發逆，甘肥貴人，則高粱之疾也。」又說：「高粱之變，足生大丁」，點出了肥胖病與消渴病、中風、半身不遂、心痺、瘡瘍諸証的關係；同時，古人還發現了肥胖與壽命的關係，指出「形充而大肉堅而有分者，肉堅，肉堅則壽矣；形充而大肉無分理不堅者，肉脆，肉脆則夭矣。」意

思是說身體堅實者多壽，身體肥胖則易夭，這充分說明瞭古人早已覺察到肥胖的危害。

在防止肥胖方面，古人主張：「飲食有節，節勞而不倦」、「安身之本，必資於食」，「不知食宜者，不足以生存也」、「若得宜則益氣，害則成疾」，告誡人們重視飲食，減少食量。做到「大渴不大飲，大飢不大食」，「飲食以時，飢飽適中」，提倡「薄滋味」、「食惟半無兼味」等，同時主張「食畢當行步」、「常欲小勞」等。把嚴格控制飲食數量，少肥甘高脂的攝入，適當參加體力活動，作為防止肥胖的措施，這與現代醫學理論，是完全一致的。

中醫學對肥胖的論述及防治原則，是歷代醫家留給後人的寶貴財富。為防治肥胖提供了寶貴經驗，同時也對現代中醫學的發展作出了重大貢獻。

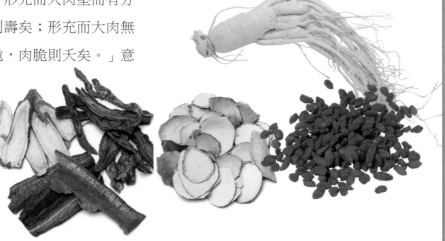

2-1 中醫對肥胖症的分型

肥胖症多屬本虛標實之證，肥胖早期以實證為主，晚期則常以虛證為主。本虛以氣虛為主，也可有陽虛或陰虛。病位以脾為主，其次為肝、肺、腎。亦可影響到心、膽等其他臟腑。但總以脾腎氣虛多見。標實以膏脂、痰濁為主，常兼有水溼，

亦可兼有氣滯、血瘀等。標本虛實之間，可有側重，臨床表現多種多樣，病因病機比較複雜。因此，臨床上對肥胖病的辨證分型很不一致。

辨證診治是中醫診治學的核心，治療肥胖症也同樣要強調辨證論治，必須具有針對性強，兼顧合併症，毒副作用小，效果好等優點。

肥胖症的中醫辨證分型標準：單純性肥胖是各類肥胖中最常見的一種，約占肥胖人群的95%。這類病人全身脂肪分佈比較均勻，沒有內分泌紊亂現象，也無代謝障礙性疾病，其家族往往有肥胖病史。這種主要由遺傳因素及營養過剩引起的肥胖，稱之為單純性　肥胖。

中醫對肥胖的5種分型

1.脾虛濕阻型（泡芙型）

肥胖、浮腫、疲乏、無力、肢體困重、尿少、納差、腹滿、脈沉細、舌苔薄膩、舌質淡紅。

【藥材】薏仁：性質溫和效果不快，多半藥量要重用並且搭配其他藥材或食材食用。

黃耆：黃耆沒有降脂作用，但有增加水分代謝、補氣、助汗的功效，所以在中醫辨證理論中，氣虛而水分不運者就可用到此藥來化濕健脾、補氣，以增強身體代謝的效率，黃耆也可增強減重時的免疫功能。

澤瀉：根據研究澤瀉有降脂化油的功效，但是大部分要和健脾藥一起使用，以免影響腎臟，因為單獨大量長期的使用，會對腎臟有所傷害，所以一定要配佐使用。

茯苓：補脾又利尿，可以降血糖、鎮靜、補氣、增強免疫功能。長期吃較沒問題。因為性質平和，所以民間吃伏苓膏、

四神湯都有它。

【食物】扁豆、蠶豆、豌豆、赤小豆（小紅豆）、綠豆、黃豆芽、綠豆芽、玉米、冬瓜（皮）、黃瓜（皮）、西瓜（皮）、白菜、鯉魚等。

【食譜】雜豆粥、冰拌三皮、赤小豆鯉魚湯、冬瓜瓤湯、白菜粉絲湯等。

2.胃熱濕阻型（蘋果型）

肥胖、頭脹、眩暈、消穀善肌、大便秘結、四肢困重、不喜活動、口渴喜飲、脈滑小數、舌苔膩微黃、舌質紅。

【藥材】決明子：可以降血壓、降血脂肪，可以通便，所以如果本身血壓高又便祕，喝些決明子茶也不錯。但如果體質比較寒涼，容易拉肚子、胃痛的人就不合適。

綠茶：可以消脂可以消食，美國營養學會期刊已經證實綠茶確實有減重作用，也有抗癌作用。但是綠茶為不發酵茶，中醫理論來看，較容易刮胃，腸胃不好的人要多留意，可以飯後飲用。

玄參：別名元參、黑參。性味苦鹹微寒無毒。入肺、腎二經。滋陰降火，潤燥生津，滋養強壯，消炎解毒，軟堅散

結。（脾虛泄瀉者忌用）

【食物】白菜、圓白菜、芹菜、萵苣、竹筍、蕈菜、蓮藕、苦瓜、馬齒莧、馬蘭草、荸薺、鴨梨等。

【食譜】涼拌萵苣、白菜海帶湯、五汁飲、涼拌藕絲、竹筍罐頭、雞蛋炒馬齒莧、豬肉炒苦瓜等。

3.肝鬱氣滯型（壓力型）：

肥胖、胸脅苦滿、胃脘痞滿、月經不調、閉經、失眠、多夢、脈細、舌苔白或薄膩、舌質暗紅。

【藥材】陳皮：助消化、祛痰、理氣。單獨用來減重效果不強。

玫瑰花：可以理氣，副作用也不大，以理氣效果為主，須搭配其他減重藥材。

桃仁：味辛苦，性平。有破血祛瘀、潤腸通便功效。可提高腸內容物對粘膜的潤滑性，易於排便，易於排泄；治療浮腫及改善肝功能等作用。（孕婦、習慣性流產、血小板減少者、出血症者、貧血者忌用）

紅花：性味辛溫無毒。入心、肝二經。活血通經，破瘀生新，消腫止痛，發汗解熱。主治婦女經期腹痛，經閉，產後惡露不行，跌打損傷，瘀血疼痛。

其特點是含有亞麻酸、油酸等不飽和脂肪酸，有降低血清總膽固醇和三酸甘油脂作用。（無瘀滯者及孕婦忌用）

【食物】香櫞、柳橙、桔皮、桔子、佛手、蕎麥、高粱米、刀豆、白蘿蔔、茴香、茉莉花、茄子、酒、醋等。

【食譜】涼拌佛手、蒜泥茄子、白蘿蔔湯、蕎麥麵、茉莉花茶、山楂飲、三花減重茶等。

4.脾腎兩虛型（水梨型）

肥胖、疲乏無力、腰痠腿軟、陽痿足寒、脈沉細、無力感易疲勞、舌苔白、舌質淡紅。

【藥材】枸杞：可潤肺，清肝滋腎，益氣生精，助陽，補虛勞，強筋骨。去風明目，利大小腸，治嗌乾消渴。清上焦心肺客熱，代茶止消渴。還可用於頭暈目眩、腰膝痠軟、遺精、眼睛乾澀等症。現代研究可降血糖、降膽固醇、保肝、預防脂肪肝形成。

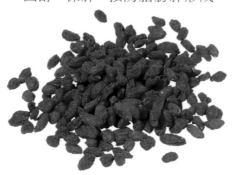

（腹瀉者忌服）

山藥：味甘，性平。有補脾胃、益肺、益胃、澀精縮尿的功能。小兒疳積等。還用於氣陰兩虧的消渴症。有強壯作用。調節糖質代謝作用，臨床多和其他降脂藥材合用。

山茱萸：性味酸澀微溫無毒。可滋養強壯，補腎固精，收斂止汗。有補腎肝、澀精氣、固虛脫、降血脂、減脂肪的作用。（小便不利者忌用）

【食物】紅豆、刀豆、枸杞子、羊乳、牛乳、羊瘦肉、胡桃仁等。

【食譜】枸杞子飲、羊乳羹、人參胡桃湯、紅豆湯等。

5.陰虛內熱型（更年型）

肥胖、頭昏眼花、頭脹頭痛、腰痛四肢痠軟、五心煩熱、脈細數微弦、苔薄尖紅。

【藥材】何首烏：味苦、甘、澀，性微溫。有益精血、補肝腎、解毒、截瘧、潤腸通便的功能。現代用於高血壓、冠狀動脈硬化性心臟病等。現代研究有降血脂、降低血清膽固醇，減輕動脈粥樣硬化的作用。多用於老年人肥胖。

丹參：輕微補血作用，可活血。

已發現有降低膽固醇、血脂肪的效果。對冠狀動脈心臟病、心絞痛的症狀，也有幫助，對老年肥胖來說，一方面降低血脂肪，一方面循環改善，代謝較好。

旱蓮草：性味甘、酸，寒。可養陰益腎，涼血止血。主治肝腎陰虧，頭暈，目眩，頭髮早白等症。旱蓮草能養陰而益肝腎，涼血、止血、滋養肝腎、降脂減重。（易腹瀉者慎用）

【食物】銀耳、黑木耳、黑豆、桑椹、甲魚、豬瘦肉、鴨肉、鴨蛋、海參、海蜇皮、黑芝麻、豬腎等。

【食譜】涼拌海蜇皮、雙耳羹、甲魚羹、黑豆豬肉粥、香菇燒海參、黑芝麻粥、杜仲炒腰花。

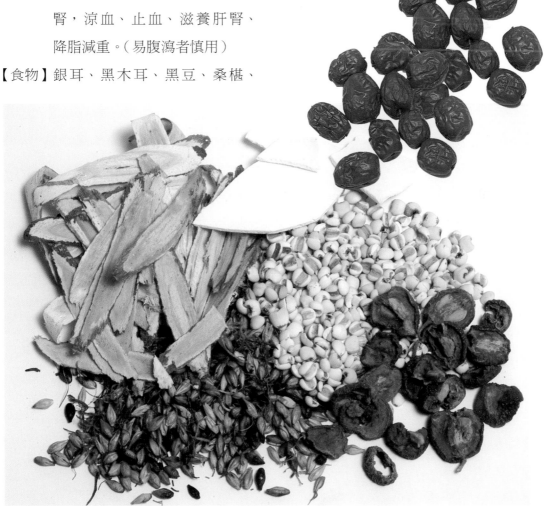

2-2 中醫溫和瘦身

肥胖症患者有體型肥胖、腹部膨隆、肌肉鬆軟、皮下脂肪多，活動氣短，容易疲勞等共同的表現，又由於病因的複雜化，以及患者不同的年齡、性別、居住環境、飲食習慣及個體素質不同導致的各種各樣的臨床症狀。所以，治療肥胖症很難用固定的藥方、一成不變的劑量進行處理，必須按照具體情況具體分析，靈活地診治每一個患者。中醫減重反對盲目用瀉藥的習慣做法，要樹立整體觀念，嚴格按照辨證施治的原則治療肥胖症。臨床上常見的治法可以大致歸納為九類，實際應用時可以靈活變化。

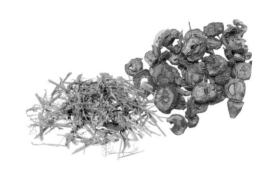

漸趨於減退，代謝功能也逐漸低下，脾胃運化功能失常，致使人體臃腫。

> **治則** 健脾氣，利濕化濁。

> **處方** 代表的傳統中藥方劑如澤瀉湯、二朮四苓湯、防己黃耆湯等，蔘苓白朮散合清消飲加減。

中醫減重九法

1.補氣化濕法：

用於因為脾胃功能不健全，使聚集身體的濕氣、廢物不容易得到利用或排除而積存於肌膚致成為肥胖者所謂的脾虛濕阻型。此類病人體態肥胖臃腫常會感到腹部滿脹、頭暈、面色萎黃、倦怠乏力、下肢浮腫等。

本型多見於中、老年肥胖病人，尤以婦女為多見。當長期飲食不當而損了脾胃的功能，加之中年以後身體機能漸

2.減重袪痰法：

用於痰濁肥胖者，此類患者食慾特別好，如美食主義者，平時應酬飲酒多，體重乏力，嗜睡懶動，伴有眩暈，胸悶，或婦女不孕，閉經，舌苔膩或黃膩，脈弦滑所謂的痰濁中阻型。古人有「肥人多痰」之說。

> **治則** 理脾化痰。

> **處方** 二陳湯合澤瀉湯、三子養親湯加減。陳皮、半夏、茯苓、菖蒲、遠志、澤瀉、冬瓜皮。重者用控涎丹、導痰湯等。

3.補脾利水法：

用於脾虛濕阻型肥胖者，腹脹、下肢浮腫甚則全身皆腫，有微利與推逐之分，微利用五皮飲、導水伏苓湯、小分清飲，嚴重的用舟車丸、十棗湯之類。

 治則　以利消濕，理氣健脾。

 處方　代表性方藥有：五皮飲；五苓散；導水茯苓湯；七皮飲。

4.軟便通腑法：

以輕度軟便為主。多運用於喜好吃肥膩厚味或油炸所致肥胖者。此類病人大多屬於中廣型（內臟型）肥胖，多食，很容易肚子餓、面紅怕熱、口乾思飲、大腹便便、大便容易便秘或乾結，不喜運動、一動就喘。此型多見於青少年、孕婦及產後發胖者所謂胃腑積熱型。

中醫認為：脾胃為倉廩之官，胃主受納，脾主運化。胃納之物經胃內腐熱，其精華部分由脾運化輸布至五臟六腑、經絡、四肢百骸，來營養全身。如果由於進食過多，所食之水穀化生精微亦多，脾氣運化輸布精微物質的負擔過多，超過脾氣的運化功能。這不是因為脾氣不足，而是一種超負荷的表現，這裡稱為「滯脾」。結果不能被脾氣輸布的精微物質瘀積於體內，化為膏脂，而形成肥胖。

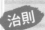 治則　清胃瀉熱，通腑化滯。

 處方　可選用大承氣湯、小承氣湯、調胃承氣湯或單味大黃片，小承氣湯合清通飲加減。

5.食慾消導法：

用於食慾亢進型肥胖者。此類病人看什麼食物都很有胃口而且食量偏大，肥胖懶得動。

 治則　消食導滯，消肥化積。

 處方　本治法代表方劑有保和丸；枳實導滯丸；三仙飲，以上方劑均用於消食導滯，消肥化積。一般消肉積用山楂，消麵積用神曲，消食積用麥芽，合而稱為三仙飲，對營養過剩性肥胖有一定效果。

肉積是指吃肉太多引起的積滯，麵積則是吃飯、麵太多引起的脹氣、噁心、吐酸等，都是消化不良症狀。

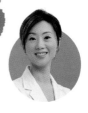

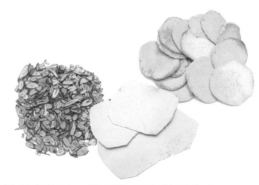

6.抒情疏肝利膽法：

用於肥胖兼有肝鬱氣滯（志不得伸，鬱卒型）或血瘀等症。適合此法的患者屬於個性急躁易怒、頭痛口苦、常常感到眩暈感、倦怠、腹脹，所謂肝鬱氣滯型。

能低下症等及一些慢性病的肥胖病人。

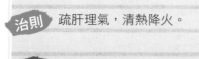

治則 疏肝理氣，清熱降火。

處方 常選用疏肝飲、溫膽湯、消脹散、逍遙散（丸）等加減。

治則 溫陽化濕。

處方 常選用濟生腎氣丸、加味腎氣丸、甘草附子湯、苓桂朮甘湯、真武湯等加減。

7.補腎健脾法：

用於所謂的虛胖型患者，以健全脾胃補益腎氣來使身體恢復正常的循環及代謝而減重的方法。此類病人多見有脾氣虛弱，胃口不好，體胖神倦而無力。

9.補液養陰法：

屬肥胖者陰液耗傷型，適用便秘、氣陰兩虛者表現為多食易飢，口乾汗出，神疲乏力，心悸氣短，頭暈耳鳴，手足心熱。

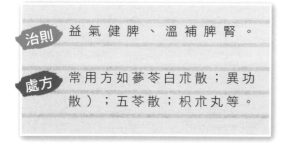

治則 益氣健脾、溫補脾腎。

處方 常用方如蔘苓白朮散；異功散）；五苓散；枳朮丸等。

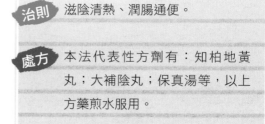

治則 滋陰清熱、潤腸通便。

處方 本法代表性方劑有：知柏地黃丸；大補陰丸；保真湯等，以上方藥煎水服用。

8.強心溫陽法：

用於陽虛型肥胖，此類病人大多有容易流汗、氣短、一動則喘，容易疲勞無力感、腰腿容易酸痛或浮腫、怕冷等脾腎陽虛的症狀。此型多見於肥胖病合併糖尿病，冠心病，高血壓、甲狀腺功

以上列舉了九種通用的肥胖症治大法，實際應用時，還要標本兼顧，辨證施治，隨證加減，立法用方要全面考慮，診治時常需複方圖治，如健脾與化濕、溫陽與利水同施。幾種治法聯合應用，有助於提高療效。由於肥胖症不是短時間所形成，想儘快消除也不是一件易事，在藥量上一般主張要重些。但對體虛病人，則應慎選藥量，防止欲速不達，引發其他不適。同時，服用中藥期間，還應合理調節飲食，嚴格控制食量，以清淡食物為主，少食高脂肪含量的食物，並堅持較大的運動量，才能最終達到減重目的。

應用中醫中藥減重的優點

中醫減重是根據辨病與辨證相結合的原則，採用中藥治療，也就是採用標本兼治，扶正固本，祛濕化痰，清理實熱，通腑導滯，益氣養血，疏肝解鬱等調理體內物質代謝平衡的方法。因此，可用於減重的中藥種類名目繁多，應用的主要目的亦與西醫相同，即為抑制食慾，阻斷糖原合成，促進能量消耗和排泄等。但其調理全身，補氣益中的作用對調整肥胖者體內的整體代謝較西醫更具特色，加上中藥作用多較緩和，

副作用少，也就深受廣大肥胖者的喜愛。

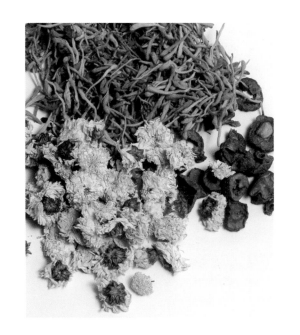

2-3 認識減重常用中藥

中藥不但能減重，同時也可以調節血脂，使血膽固醇、三酸甘油脂降低，高密度脂蛋白膽固醇升高。有的減重中藥還可降低血壓、改善心臟功能、緩解胃腸不適、便祕等的症狀。中藥透過去濕制水、健脾、活血行氣等方法、有助調理臟腑和內分泌，令身體氣血運行更佳，可將體內多餘水分、以及積聚於體內的代謝廢物和毒素排除，加速新陳代謝。

用作修身美體的中藥材，大致可按其藥效分成四大類：

第 1 大類

疏肝消導藥：如山楂、穀芽、麥芽等；作用是消積滯（中醫術語稱「消食導滯」）。特別是山楂，它含多種酸類，如蘋果酸、檸檬酸、琥珀酸等，可促進膽汁和胃液分泌，幫助分解油膩，對付動物性脂肪尤其見效。

山楂

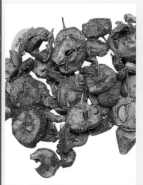

性味：味酸、甘，微溫

主治：有活血化瘀、消食化積的功能。用於食積停滯、傷食而引起腹痛泄瀉、產後瘀滯、腹痛、惡露不盡、疝氣腫痛。現代以生山楂用於高血壓、冠心病。現代藥理研究，山楂有六大功能：①降血脂、降膽固醇②強心③增加冠狀動脈血流量及抗心肌血④降壓⑤抗菌 ⑥解痙、鎮靜

特點：含山楂酸、鞣酸、皂甘（ginsenoside）、果糖、維生素C、蛋白質、脂肪油、氨基酸、酒石酸、檸檬酸、黃酮類、內脂、鮮脂、糖類及鈣、磷、鐵等

功效：具有擴張血管、減輕心臟負荷、增加冠狀動脈血流量，改善心肌供血、供氧、緩解心絞痛，對胸悶、心悸有一定療效。通過被脾消食積，從而使血脂降低，具有輕身減重作用

 胃虛弱者慎服

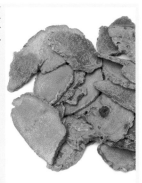

薑黃

性味：苦辛無毒

別名：薑黃、黃薑頭、寶鼎香。為薑科植物薑黃之乾燥根莖。可破血行氣，逐瘀通經，驅風止痛，健胃利膽

主治：癥瘕血塊，月經不通，腹中氣脹，胸腹疼痛，風痺臂痛，撲損瘀血腫痛，黃疸

功效：利膽、降壓、抗菌、鎮痛、減重

 胃虛弱者慎服

柴胡

性味：苦微寒無毒。 入肝、膽、心胞、三焦四經

特點：疏肝解鬱，和解表裡，升陽解熱，推陳致新，調經

主治：胸脅苦滿，往來寒熱，口苦耳聾，噁吐心煩，頭眩目赤，中氣下陷，月經不調，胎前產後諸熱，小兒痘疹，瘧疾

功效：解熱、抗炎、降膽、減重

 陰虛火炎氣升者忌用

菊花

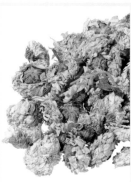

性味：甘苦微寒無毒

功效：散風清熱，降火解毒，平肝明目，鎮痛鎮靜，清涼祛暑

主治：諸風眩暈，頭痛，目赤腫痛，多淚，疔瘡腫毒

 虛寒瀉泄者忌用

金銀花

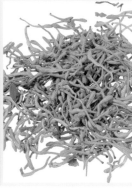

性味：甘寒無毒

特點：散熱解毒，補虛，療風，養血，止渴，清熱解毒，消炎利尿，淨血殺菌

功效：抗菌消炎，清熱解毒，降血脂，減重

 無熱毒及脾胃虛寒者忌用

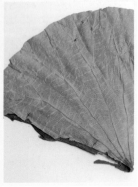

荷葉

性味：苦平

特點：含蓮城、鞣質等

功效：除煩止渴，減重降脂清暑利濕，升發清陽，散瘀止血

主治：暑濕泄瀉，水氣浮腫眩暈，衄血，吐血。清解暑熱，生津止渴解感冒發熱、口渴、頭痛，升發清陽，治吐血、衄血、咳血、尿血、崩漏等。在臨床實驗有降血脂及減緩冠心病心絞痛。

 升散消耗，虛者禁之

第2大類

利水滲濕藥：如澤瀉、雲苓、車前子等；作用是祛濕，可幫助排出體內多餘水分。服後可增加排尿量，解濕熱、消水腫。

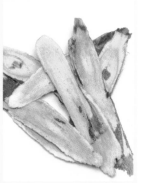

黃耆

性味：味甘，性溫

特點：有滋補強壯、利尿退腫、消炎等功效

主治：體虛肥胖、水腫、中氣虛弱、腎炎、糖尿病等證。現代研究證實，黃耆有強心利尿、降血壓、保護肝臟作用。

 舌燥、手腳發熱、小便黃、大便結等證者忌服

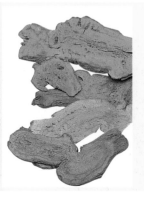

白朮

性味：味甘，性溫

特點：現代研究白朮有明顯的利尿作用，可促進電解質的排出，尤其是鈉的排出；並有降血糖和保肝作用。可提高機體抗病能力作用

功效：具有健 燥濕、利水、健胃等功效

主治：可治肢體浮腫、水腫腹痛、腹瀉等證

禁忌 喀血、流鼻血、腎虛者慎用

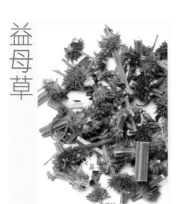 益母草

性味：性微寒，味辛、微苦

特點：含益母草城、水蘇城、益母草定、益母草寧等多種生物鹼，它是唇形科一年或兩年生草本植物益母草的全草，具活血調經、利尿解毒的功效

功效：活血調經，祛瘀生新，利尿解毒，止血止痛，收縮子宮，活血去瘀、消脂減重

 如屬肝腎不足，瞳孔散大者宜慎用

 半夏

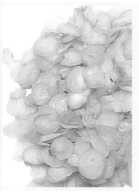

性味：味辛苦，性溫、有小毒

特點：含天門冬氨酸、谷氨酸、精氨酸、β－氨基丁酸等氨基酸，可促進胃蠕動，去除胃內停水

功效：鎮咳、祛痰、止吐、解毒、降脂、減重

 孕婦忌用

 蒼朮

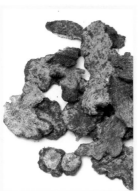

性味：味苦，性溫，無毒

特點：揮發油成分及蒼術醇、茅木醇、β－桉葉醇

功效：發汗寬中、調胃進食，去心腹脹疼、霍亂嘔吐、解諸鬱結、散風眩頭疼、消痰癖氣塊、水腫脹滿、冷痢冷洩、滑瀉腸風、寒濕瘡，可除濕發汗，健胃安

主治：水腫、降血糖、降血脂及減重作用

 體質虛弱、低熱，多汗者慎用

 薏苡仁

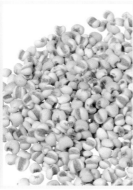

性味：甘淡、微寒、無毒

別名：苡米、苡仁

特點：利水滲濕、健補肺、清熱止咳、消炎鎮痛

主治：水腫腳氣、濕痺拘攣、肺痿肺癰、陽癰、淋濁、虛泄瀉

功效：健脾利濕、美容、降脂等作用

 孕婦、胃虛弱洩瀉者慎用

第1部 中醫如何讓人減重？

49

海藻

性味：味鹹，性寒

別名：淡海藻

特點：含多種植物甾醇

主治：消痰結、減少膽固醇與脂肪的吸收，達到降脂減重的目的

禁忌 胃虛弱洩瀉者慎用

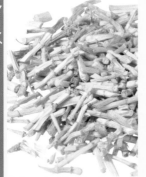

茅根

性味：味甘，性寒

特點：含多量蔗糖、葡萄糖、少量果糖、木糖及檸檬酸、蘋果酸、草酸等

功效：清熱生津，涼血止血，逐濕利水、輕身降脂

主治：熱病煩渴，胃熱嘔噦，肺熱咳嗽。茅根能清肺胃之熱，故適用於上述諸症，常作輔助藥應用。本品尚有利尿作用，可用於水腫等症

禁忌 頻尿者忌用

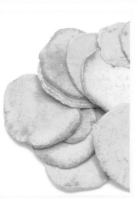

澤瀉

性味：甘鹹、性甘寒

特點：揮發油成分及蒼術醇、茅木醇、β－桉葉醇

功效：利尿、清火瀉熱，專治腎炎水腫、腳氣水腫、水便不利、口渴、高血壓、高膽固醇。有利尿作用，且澤瀉醇對脂肪肝、血脂有明顯的降低作用，其效果與卵磷脂、膽鹼相當

主治：利水滲濕，對於治療高血脂症、糖尿病、脂肪肝、中風恢復期等均有明顯療效

禁忌 腎虛遺精者忌服

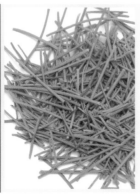

麻黃

性味：味辛、微苦，性溫。

特點：現代研究指出，麻黃能利尿，發汗作用；此外，麻黃也是氣喘病患者常用之藥

功效：有發汗解肌、開毛孔、利尿功效

主治：水腫肥胖者兼有咳嗽、流鼻水、頭痛、水便不利，不易流汗等證

禁忌 多汗者慎用

枳實

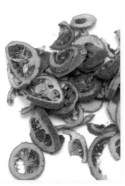

性味：苦酸，微寒。

特點：現代藥理研究，枳實具有利尿作用，可增加尿量，提高腎血管阻力，故可治療水腫肥胖者

主治：專治上腹部脹滿疼痛、腳氣、水腫、大便祕結等症

功效：具有下氣通便、利水消腫之功效

 孕婦忌用

 茵陳

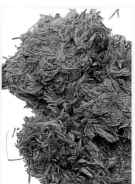

性味：味苦、性平、微寒

特點：解熱，利膽，降脂醇，抗病毒，抑菌

主治：濕熱黃疸，急性黃疸型傳染性肝炎、膽囊炎、發熱、小便不利、大便祕結、腹脹、胸脘滿悶、頭重身困、寒濕黃疸、慢性黃疸型傳染性肝炎、肝硬變

功效：利膽、降壓、利尿、減重作用

 腸胃虛弱者慎用

 茯苓

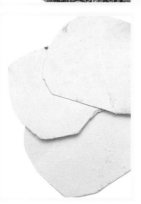

性味：甘淡、性平溫

特點：現代研究茯苓具有利尿、增強免疫力、抗腫瘤、鎮靜、降血醣、保肝、增強心肌收縮力等

主治：小便不利、水腫脹滿、痰多、咳嗽、嘔吐、心悸健忘、失眠等症

功效：具有利水滲濕、安神寧心、化痰之功效

 尿多或會遺尿者勿用

厚朴

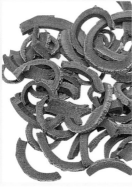

性味：苦辛、性溫

主治：肥胖者兼有胸腹悶脹、嘔吐反胃、咳喘等證

功效：有燥濕化痰、寬中化滯、制菌利尿之效

 孕婦慎用

第 1 部 中醫如何讓人減重？

第<big>3</big>大類

瀉下藥：如大黃、蕃瀉葉、首烏等；作用是加強腸道蠕，速通大便。其中大黃含大黃素等衍生物，性質苦寒，可攻下燥結祕固之宿便，藥性猛烈。首烏則潤腸輕瀉，性質膩滯，令人產生飽足的感覺。

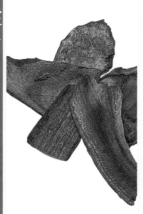

大黃

性味：味苦，性寒

特點：蓼科植物大黃的根，含有大黃酚、大黃素、大黃酸等物質。

功效：攻擊導滯、瀉火涼血、活血化瘀、利膽退黃等作用。能使腸蠕動增加，促進三酸甘油脂、脂肪膽固醇的排泄，減少脂肪膽固醇的吸收而具減重降脂作用，還能促進膽汁分泌，並使膽汁中膽紅素和膽汁酸的含量增加，有助於脂肪的消化吸收，同時增強細胞免疫功能和抗衰老作用。

禁忌 胃虛、虛寒者不宜服用，孕婦及餵奶婦女慎用

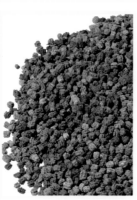

草決明（決明子）

性味：味甘、苦、鹹，性微寒

主治：有清肝明目、潤腸通便的功能。用於目赤腫痛、頭風頭痛、目生翳膜、羞明多淚、便祕等。還用於血管硬化、高血壓病等。 現代藥理研究可降壓和降低血清膽固醇的作用

特點：含大黃酚、大黃素、大黃酸、蘆薈大黃素、大黃素葡萄糖甘、大黃素蒽昆、大黃素甲醚、決明素

禁忌 虛便溏、中氣下陷、 胃陰虛者忌服

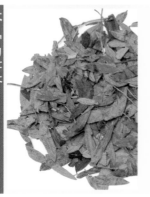

番瀉葉

性味：味甘、苦，性寒

特點：現代研究顯示，番瀉葉的有效成分為「番瀉葉」，有明顯的瀉下效力。

主治：可治療便祕、腹脹、宿便

功效：瀉下、降脂、減重

禁忌 體弱者、孕婦、月經期、餵奶期女 均應慎用或忌用

山豆根

性味：味苦，性寒

主治：清熱解毒，利咽喉。山豆根功能清熱利咽，治咽喉腫痛屬於熱毒者

功效：輕瀉、祛痰、消腫和治盜汗作用，適用於伴有便祕咳嗽、盜汗等症的肥胖者

(禁忌) 虛便溏、中氣下陷、 胃陰虛者慎服

火麻仁

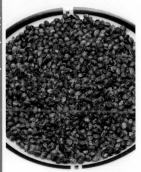

性味：味甘、性平

主治：主治習慣性便祕、老人及產後血虛便祕、高血壓

功效：具有潤腸通便、滋陽補血之效

特點：現代藥理研究，火麻仁含有油脂、蛋白質及維生素B1，能在腸液中產生脂肪酸刺激腸壁，促使大腸蠕動加速，故有瀉下功效。

第4大類

活血降脂藥：如丹參、草決明、桑寄生、雞血籐等；丹參屬理血藥，能擴張周邊血管，降壓消脂，與雞血籐同屬補益藥。

女貞子

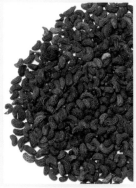

性味：甘、苦，平

特點：木犀科植物女貞的果實

主治：肝腎不足，頭暈，耳鳴，兩目昏糊，頭髮早白等症。此藥 質平和，作用較緩，久服始能見功

功效：補腎滋陰、養肝明目、強腰膝、降脂減重，能降低三酸甘油脂和降膽固醇的作用

 (禁忌) 多用易致滑腸，如 胃虛寒泄瀉者，不宜應用

枸杞子

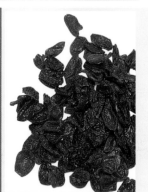

性味：甘平，無毒

特點：現代研究可降血糖、降膽固醇、保肝、預防脂肪肝形成。

主治：可潤肺、清肝滋腎、益氣生精、助陽、補虛勞、強筋骨、去風明目、利大小腸、治嗌乾消渴、清上焦心肺客熱、代茶止消渴。還可用於頭暈目眩、腰膝酸軟、遺經、眼睛乾澀等證

功效：滋腎、潤肺、補肝、明目，抗衰老、防治高血壓、動脈硬化、降脂減重

 腹瀉者忌服

山茱萸

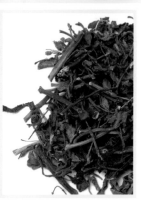

性味：酸澀、微溫、無毒

特點：養強壯、補腎固精、收斂止汗。

主治：陽萎遺精、自汗盜汗、腰膝痠痛、頭暈目眩、耳鳴耳聾、小便頻多、月經過多。

功效：滋補腎肝、澀精氣、固虛脫、降血脂、減脂肪

 小便不利者忌用

旱蓮草

性味：味甘、酸，寒

特點：含揮發油、鞣質、皂甘、旱蓮草素及維生素A，養陰益腎，涼血止血。

主治：肝腎陰虧，頭暈，目眩，頭髮早白等症。旱蓮草能養陰而益肝腎

功效：涼血、止血、滋養肝腎、降脂減重

 尿多或會遺尿者勿用

桃仁

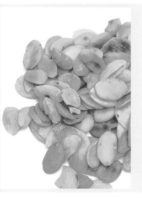

性味：味辛苦，性平

特點：血閉痛經、閉經、腸燥便祕等證。可提高腸內容物對粘膜的潤滑，易於排便、排泄；治療浮腫及改善肝功能等作用。

功效：有破血祛瘀、潤腸通便功效。

 孕婦、習慣性流產、血小板減少者、出血症者、貧血者忌用

何首烏

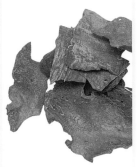

性味：味苦甘、性溫

特點：含類物質、大黃酚、大黃素、大黃酸

主治：治腰膝痠軟疼痛、筋骨痠痛、遺精、高血脂等
證。何首烏能與膽固醇結合，且其泄下作用能
阻止腸道對於膽固醇的吸收、促進排便，可降
血脂；何首烏中含卵磷脂，能阻止膽固醇在肝
臟中沉積，及防止類脂類物質在血管中滯留或
滲透到動脈內膜，可延緩動脈粥狀硬化。適合
脂肪型肥胖、重度肥胖、高血壓、高血脂等肥
胖者服用。

功效：補肝益腎、養血祛風、通便解毒、降血脂減重
作用，有消腫止痛、潤腸通便、解毒等功效。

禁忌 腹瀉者慎用

桑寄生

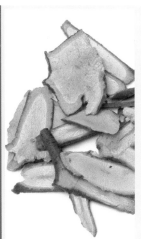

性味：味苦，性平

特點：補肝腎，強筋骨，祛風濕，安胎元。成分包含
廣寄生含廣寄生甘、槲皮甘，槲寄生含齊墩果
酸及黃酮類化合物及槲皮甘。 現代藥理有降
壓、降膽固醇、利尿、抗菌、抗病毒的效果。

主治：風濕痹痛、腰膝痠軟、筋骨無力、崩漏經多、
妊娠漏血、胎動不安及高血壓症。

功效：補腎肝、強筋骨、除風濕、通經絡、降血脂、
減脂肪。

禁忌 發燒、大便秘結者慎用

丹參

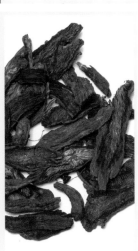

性味：味苦， 微寒。

特點：含丹參酮、異丹參酮、異隱丹參酮、維生素E。

主治：丹參色赤入心，專行血分，苦降開洩以散瘀，
涼清熱以涼血，功善涼血活血，祛瘀生新，瘀
血散則月經調，鬱熱除則神自安。凡血分瘀熱
所致諸證，本品均為要藥。所以可以增加血脈
中的冠狀動脈血流，擴張周圍血管，進而改善
血液流變性，用於血脂過高、減脂、降壓等。

功效：降脂減重、安神寧心、活血祛瘀、清心涼血、
養血安神等功效。

禁忌 孕婦、習慣性流產者勿用。如有內出血現象
者，更不宜大劑量使用。

三棱

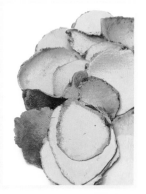

性味：苦、平

特點：祛瘀通經消癥，行氣消積。

功效：破血、行氣、降脂、減重作用

 氣虛體弱、血枯閉經及孕婦、女子經期忌用

紅花

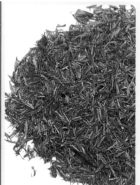

性味：性辛、溫

特點：亞麻酸、油酸等不飽和脂肪酸

功效：明顯降低血清總膽固醇和三酸甘油脂

雞血藤

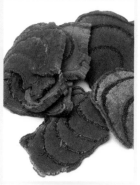

性味：苦、溫

特點：為豆科植物密花豆、白花油麻藤、香花岩石藤
　　　或葉岩豆藤之乾燥藤莖

功效：活血舒筋、防止動脈粥樣硬化、減重

川芎

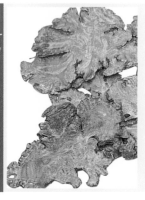

性味：味辛溫

特點：具有活血化瘀、鎮靜降壓等作用。

主治：可治療頭痛、胸腹疼痛、眩暈等症。

功效：行氣開鬱、活血止痛、祛風燥濕、除脂減重

 孕婦及月經血量多者、胃出血禁用

廣地龍

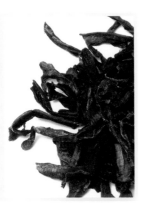

特點：廣地龍為蚯蚓的中藥名

功效：清熱、通絡、平喘利尿。對膽固醇、三酸甘油脂均有降低作用

五靈脂

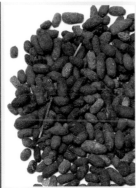

特點：鼯鼠之乾燥糞便

功效：行血止痛、降脂減重

赤芍

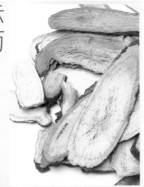

功效：解痙、擴張血管、增加血流量、降脂減重

 肝血不足、孕婦慎用

牛膝

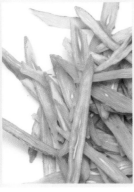

性味：味苦、性平

功效：散淤血、消痛腫、降脂減重

 虛瀉泄、夢遺失精、月經過多及孕婦忌服

當歸

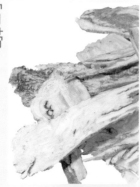

性味：味甘苦、 溫無毒

特點：有補血滋養、調經、寧神、潤腸通便之效。含
多種氨基酸、礦物質、維生素 。現代研究，其
中含有奎能丁還可降血脂，水溶性物質還可降
血壓等作用。

功效：補血和血、活血化瘀、降脂減重

 大便溏泄者慎服

茺蔚子

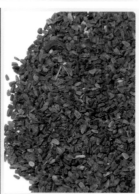

特點：益母草的果實，含油酸、亞油酸等不飽和脂肪
酸

功效：活血化瘀、行氣活血、有降低三酸甘油脂與膽
固醇和減重作用

 肝血不足、孕婦慎用

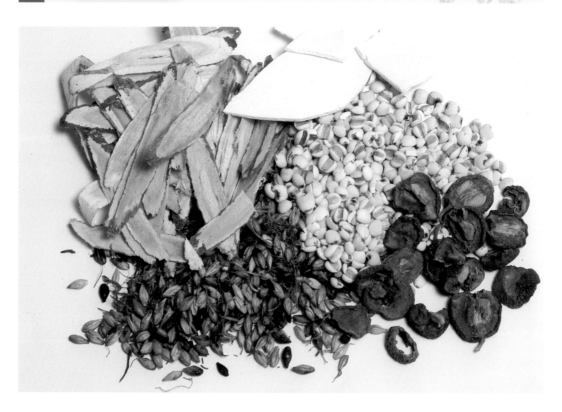

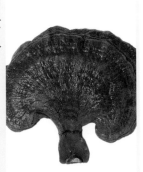

靈芝

特點：多孔菌植物紫蘭或赤蘭的全株

功效：抑制脂質的結合和轉化，達到降血脂、防止動
　　　脈粥樣硬化

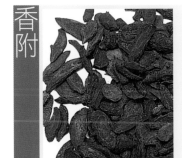

香附

功效：理氣解鬱、止血調經、降脂減重

 肝氣虛無滯、陰虛血熱者忌用

蒲黃

特點：番蒲科植物長苞香蒲的花蕊

功效：有止血、活血、利尿的功效、能抑制腸道吸收
　　　外源性脂肪，有降膽固醇和三酸甘油脂的作
　　　用，且能增高密度脂蛋白，促進動脈硬化的
　　　改善

＊中藥材的使用請先徵詢醫師的診斷。

2-4 常用減重中藥處方

肥胖症患者雖然大部分都有體型肥胖、腹部膨隆、肌肉鬆軟、皮下脂肪臟垂、活動氣短、容易疲勞等共同的表現，但由於病因、病機的複雜化，以及患者不同的年齡、性別、居住環境、飲食習慣及個體素質不同，會有各種的臨床症狀。

所以，治療肥胖症很難用固定的藥方、一成不變的劑量進行處理，必須具體分析，靈活多變地診治每一例患者。

古代中藥經方治療肥胖症早已應用於臨床，並取得較好的療效。在臨床應用時，也主張兩種或三種治法配合應用，更能提高療效。

1.防己黃耆湯 （不論多胖均主選）（漢·張仲景《金匱要略》方）

組成：防己、黃耆、白朮、炙甘草、生薑、大棗

功效：健脾益氣，利水消腫

■適應症：虛型的面色少華，肌肉較鬆軟的肥胖病人。這類人因多汗而易疲勞、身體沉重、疲倦乏力、小便不利、下肢浮腫、或有時膝關節疼痛、舌淡苔白、脈浮而無力。

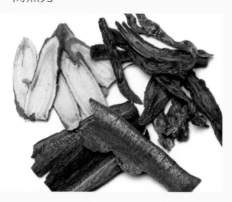

病例

林先生，32歲，學生
體重118公斤，身高168公分

患者胃納佳，喜歡吃澱粉類食品、零嘴，不喜活動，沈溺於打電腦遊戲！大便軟易解。

患者屬脾虛濕阻型患者，經與處方「澤瀉湯」「防己黃耆湯」後，再配合減重食譜一周後，瘦了6.8公斤！之後仍持續治療中！

2.大柴胡湯（漢‧張仲景《金匱要略》方）

組成：大柴胡、黃芩、芍藥、半夏、
　　　大黃、生薑、大棗、枳實

功效：疏肝解鬱，燥濕化痰

■適應症：過食肥甘，運動較少，
　情志失調，以致皮下脂肪沉著，
　體力充實的實證肥胖病人。這類
　人表現為腹部堅硬，舌乾燥且有
　黃苔，脈象沉而有力，即所謂的
　實胖。

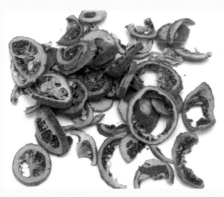

3.五苓散

（漢‧張仲景《傷寒論》方）

組成：桂枝、白朮、澤瀉、豬苓、茯
　　　苓

功效：溫陽化氣，健脾利水

■素有痰飲、肥胖症、冠心病、高
　血脂症。這類病人面色萎黃、腹
　脹便溏、身體沉重、易疲勞、雙
　下肢常見浮腫、舌淡邊帶齒痕、
　苔白薄膩、脈滑；還有類似腳氣
　樣症狀者。

病例

王小姐，29歲，上班族
身高155公分、體重78公斤

月經不調，容易頭暈，排便順
暢，舌苔薄白，舌尖紅點，脈沉
細微數。

患者是屬於辦公久坐，造成下
半身局部肥胖的患者，以前曾吃
西藥減重藥，但是會心悸、頭暈
利害，因此向中醫求診，希望針
對減重。

因該患者體質屬 虛肝鬱氣血不
足型患者，故除了每週三次針對
腹部及大腿等處施以針灸之外，
並處以「加味消遙散」、「澤瀉
湯」、「薏仁」，吃減重食譜，
每周體重降1公斤，一個月體重
減少7～8公斤，局部的大腿圍也
縮小很多。於減重三個月後，體
重降了25公斤為53公斤，此時
碰到停滯期，大便不暢，經調藥
「大柴胡湯」後，再加強運動，
體重繼續下降中！

4.麻子仁丸 （漢・張仲景《傷寒論》方）

組成：桂枝、白朮、澤瀉、豬苓、
　　　茯苓

功效：溫陽化氣，健 利水

■ 適應症：腸胃燥熱、大便祕結、
腹中脹滿及痔瘡等，導致便祕而
引起的肥胖症。這類患者往往因
老年性生理機能衰退或習慣性便
祕或素體陰虛血少所致。該方實
質是小承氣湯加味經加工成藥，
配以白蜜則藥性較為和緩，更適
宜長期服用。

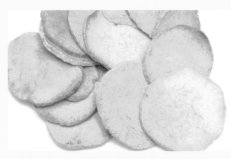

病例

蔡小姐，36歲，上班族
體重118公斤，身高162公分

　患者因工作壓力過大，月經不
調，常常容易反胃、眩暈，月經
不調，頭重，還曾昏倒。因此向
中醫求診，希望針對減重治療。

　患者為氣血不足，氣滯血瘀，
痰飲上氾型體質，故處以「半夏
天麻白朮湯」「血府逐瘀湯」
「消遙湯」 每周2次來針灸減重
後，每月以2-3公斤降下體重，現
已少了近20公斤，續治療中！

5.桃核承氣湯 （漢・張仲景《傷寒論》方）

組成：桃核、大黃、桂枝、芒硝、
　　　甘草

功效：瀉下通便，清熱祛痰

■ 適應症：體力充實，面紅耳赤，
容易上火，便祕併有瘀血症，體
型肥胖者。這類患者因身體熱盛
上火還常伴見粘膜等處瘀血、出
血傾向，婦女月經不調，有時出
現煩躁和精神症狀。

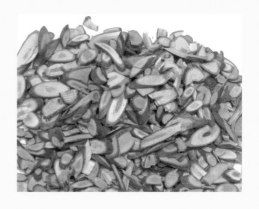

6.桂枝茯苓丸 （漢‧張仲景《金匱要略》方）

組成：桂枝、茯苓、丹皮、桃仁、
　　　芍藥

功效：化瘀消癥

■適應症：婦女少腹鼓大型肥胖
　症。婦女少腹有積塊，按之痛，
　腹攣、急以及月經失調、閉經腹
　痛等。本方較桃核承氣湯平和，
　這類患者可見臉色紅、體力壯、
　月經異常，下腹部有瘀血症，常
　需配合桃核承氣湯應用。（＊少
　腹即小腹的兩側）

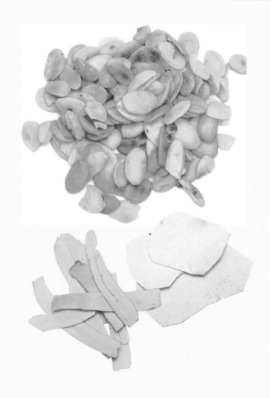

7.大承氣湯

（漢‧張仲景《傷寒論》方）

組成：大黃、厚木卜、枳實、芒硝

功效：下燥屎，瀉實熱，除痞滿，
　　　瀉火解毒

■適應症：實證便祕肥胖者。本方
　為峻下劑，適用於熱盛便祕，腹
　部肥胖，舌紅、苔黃或焦黃起
　刺，脈沈實有力的陽明腑實症。
　這類患者，便祕較嚴重，有的甚
　至一週左右才解一次大便。

8.輕身散

（宋‧《聖濟總綠》方）

組成：黃耆、人蔘、茯苓、甘草、山
　　　茱萸、雲母粉、生薑汁

功效：健脾益氣，利水滲濕

■適應症：氣虛而引起的肥胖症患
　者。這類心者常有面色白、食慾
　不振、氣短懶言、疲乏無力、頭
　暈心悸、舌淡略胖、苔白、脈象
　細緩。

第
1
部

中醫如何讓人減重？

9.防風通經散 （元‧劉河間《宣明論》方）

組成：防風、麻黃、荊芥、薄荷、連翹、桔梗、川芎、當歸、白朮、黑山梔、酒大黃、芒硝、石膏、黃芩、滑石、甘草、白芍

功效：疏風解表，泄熱通便

■適應症：腹部皮下脂肪充盈，以臍部為中心的膨滿型（腹型）肥胖。這類患者經常便祕，並且有高血壓傾向及由於腸內停滯的糞便引起的各種疾病。

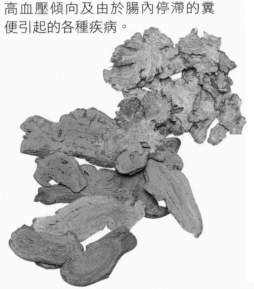

病例

張先生，20歲，大學生
身高175公分、體重90公斤

患者因多食少動，又要準備考試，常常需坐著搞電腦工作，胃口好，晚睡，不知不覺體重就一直重起來！屬於重度肥胖的患者，大便常常不通暢！因此向中醫求診，希望針對減重治療。

處方「防風通聖散」和「何首烏」「薏仁」，每周換一次耳針，每個月體重降3～4公斤，約半年左右，體重只剩60公斤，到現在已一年未再復胖！現為53公斤，此時碰到停滯期，大便不暢，經調藥「大柴胡湯」後，再配合運動，體重繼續下降中！

用 漢方治療肥胖症，並不是一種食慾抑制劑，但可以去除食毒、水濕、瘀血等，以治療肥胖中兼見的各種疾病。肥胖患者往往需要長期飲食和配合藥物療法，所以完全沒有藥物依賴，基本上無副作用。

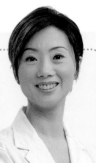

第2部
躺著瘦
中醫減重法

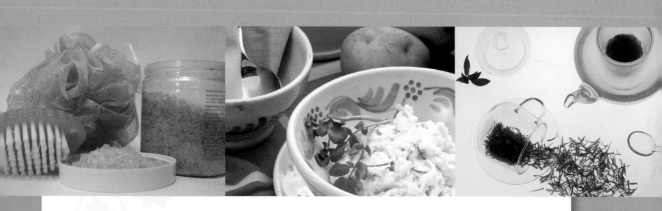

3 重點去脂針灸法

3-1 傳統針灸

　　臨床上常常有些肥胖病人已經過胖很多，還不想減重；相對的，也有些人已經是相當瘦的，卻還要減重；說實在的，此種病人應當是想要塑身的，所以利用穴道的針灸或按摩，將可成功的減到個人利用運動或其他減重法不容易減到的部位。

　　針灸是中醫學的重要組成部分，經過幾千年的應用，不論是局部瘦身或全身減重等都效果顯著更由於其簡便有效、痛苦小，副作用少等優點而受到廣泛歡迎。中醫理論認為，人體有經有絡有穴位，偏布全身，每個穴位又都有防病治病，健體強身的特殊功效所以針刺法對於肥胖症同樣具有很好的效果。關於針刺減重的機理，一般認為針刺可調整下丘腦攝食中樞，阻斷其飢餓資訊，抑制飢餓感，從而減少攝食量。同時，針刺療法對自主神經功能的良性調整作用，也是達到減重目的的關鍵。一般針刺療法包括體針與耳針療法。

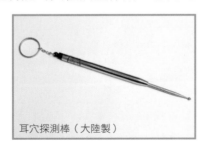

耳穴探測棒（大陸製）

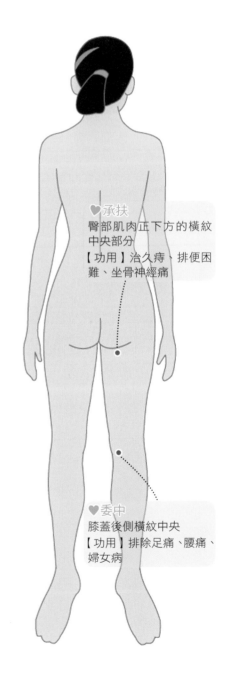

♥承扶
臀部肌肉正下方的橫紋中央部分
【功用】治久痔、排便困難、坐骨神經痛

♥委中
膝蓋後側橫紋中央
【功用】排除足痛、腰痛、婦女病

體針減重的常用穴位

♥天樞
臍旁二寸
【功用】調胃腸、理氣血，
消積化滯

♥腹結
臍下一點三寸，旁開四寸
【功用】通腑化濁

♥帶脈
第十一肋端直下，與臍相平處
【功用】調理帶脈，收縮腹肌

♥支溝
尺橈骨之間，腕上三寸
【功用】理氣通便，促進代謝

♥關元
腹前正中線，臍下二寸
【功用】益氣固本，利水化濕

♥血海
臏骨內上緣上二寸，或用左掌
放在病人右膝蓋上，掌心對臏
骨，指尖所到處
【功用】健脾化濕，健脾調經

♥陰陵泉
脛骨內側髁下緣，凹陷處與脛
骨凹陷處粗隆平齊
【功用】健脾化濕

♥三陰交
內踝上三寸，脛骨後緣取之
【功用】滋肝益腎，健脾利水

♥太溪
內踝與跟腱之間凹陷中
【功用】益腎清熱，健腰腿

♥曲池
屈肘 90 度，肘橫紋頭外
零點五寸
【功用】清熱利濕

♥水分
腹前正中線，臍上一寸
【功用】利水消腫

♥四滿
臍下二寸，旁開零點五寸
【功用】利水除滿

♥內關
腕橫紋上二寸，掌長肌腱與橈
側腕屈肌腱之間
【功用】理氣和胃，清化濕，
寧心安神，和胃降逆

♥列缺
腕橫紋橈側端上一點五寸，兩
手虎口交叉，示指尖所指橈骨
莖突與小凹陷處
【功用】宣肺利水，通調肺腑

♥豐隆
外膝眼直下八寸，脛骨旁開一
點五寸
【功用】健脾胃，化痰濕

♥內庭
第二、三趾縫端
【功用】清胃瀉熱，理氣鎮痛

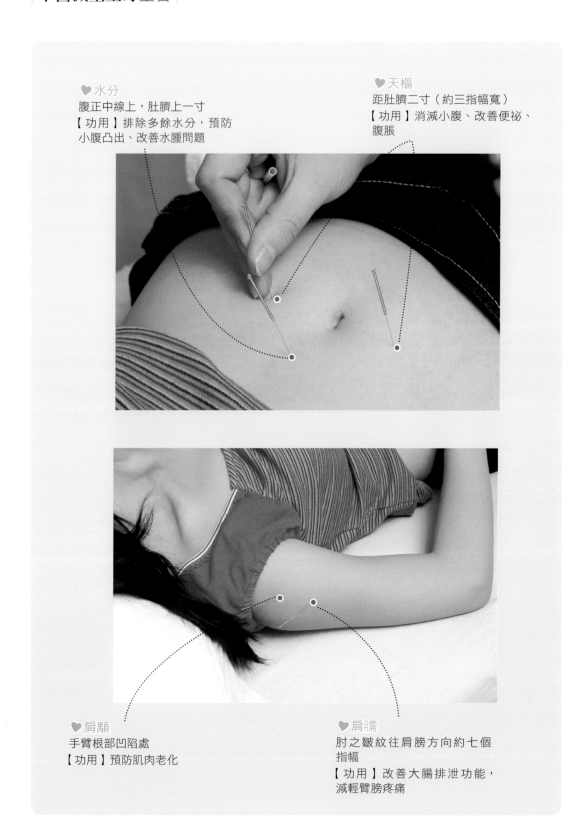

♥水分
腹正中線上，肚臍上一寸
【功用】排除多餘水分，預防
小腹凸出、改善水腫問題

♥天樞
距肚臍二寸（約三指幅寬）
【功用】消減小腹、改善便祕、
腹脹

♥肩髃
手臂根部凹陷處
【功用】預防肌肉老化

♥肩髃
肘之皺紋往肩膀方向約七個
指幅
【功用】改善大腸排泄功能，
減輕臂膀疼痛

針灸問題Q&A

Q. 聽説針灸一段時間,要回去收針,否則會沒有效,是真的嗎?

A 針灸的原理?可以促進身體的代謝和活絡經絡的循行,所以它也是有代謝期的,當代謝又漸漸的袪緩時,有些經絡的循環就會開始遲鈍,新陳代謝會變慢,體重就會慢慢增加,因此適當的增加針灸療法來強化全身氣血循環就很重要了。一般減低之後可以採取定期保養的針灸法,也就是只要感覺體重有增加的趨勢,就要回診讓醫師做針灸評估,決定針灸的療程;或是以保養為主,也就是吃大餐前後要回診,增加新陳代謝,將熱量代謝掉,所以才有「收針」的説法。

Q. 針錯穴道會不會有危險?

A 一般針灸的方法,多於身體的穴道上下針,會注意病人的皮下脂肪厚度和穴道的針感,一般很少會針錯,但如果採取腹部埋針法或埋線法時,要特別注意位置,否則當它停留在腹部時間太長,又針的位置太深,很容易有其他副作用出現,如發炎、打嗝、發燒等。

Q. 針灸多久會有效果?

A 一般針灸之後約三次就會看到效果,如果再配合飲食控制,比如減少澱粉類、油脂類的攝取,就會更快,一周可以減少0.5公斤到1公斤。(注意:要代謝身上脂肪的時候,不要再繼續吃太多的油脂澱粉。)

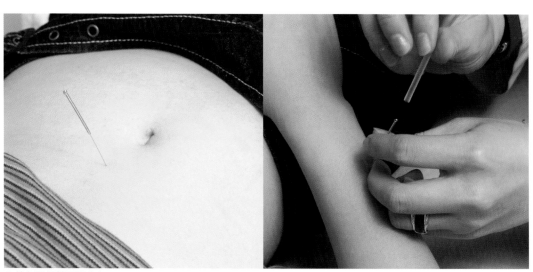

●針灸可針對局部瘦身。

3-2 低頻電針

中醫減重方式中,針灸算是最有名及普遍的方式,除了傳統針灸外,再於針上夾上「低頻電針」,利用電夾對局部脂肪產生低頻電擊的效果,能更快速將脂肪震碎游離至體外。

局部低頻電針,針對局部肥胖者進行塑身,其原理在於利用低頻電擊刺激局部脂肪細胞分解,直接將該部位脂肪進行打擊及震軟以利於脂肪的游離並加速代謝至體外,所以低頻電針的使用除了可以加強經絡的氣血循環和代謝之外,更可用於局部肥胖的軟化和減脂、代謝!

一般多使用於針灸之後加上「低頻電針」,每周至少2～3次、每次至少20～30分鐘。

低頻電針的使用,視穴道部位的不同,和脂肪球的不同分佈會有很多不同方法的配合針法:

一、 中廣肥胖型,就在肚臍四周的水分穴、天樞穴、關元穴各針一針,並加上電針,但會視病人需要再給與個別的穴道加強,比如食欲旺盛者,會經辨證後在其它腹部穴道加強,如滑肉

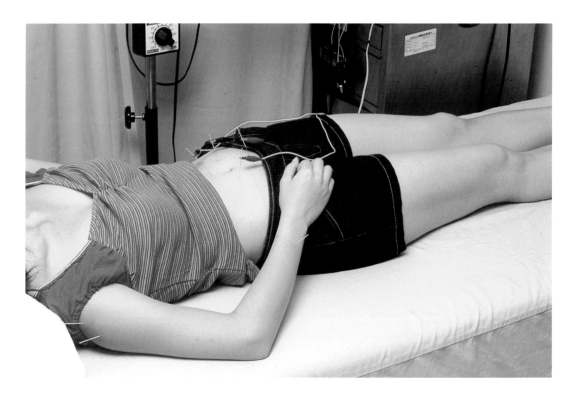

門、承滿等穴道加強。

　　二、下半身肥胖就在大腿外側的髖關、扶兔、風市及血海等容易長贅肉的穴位，及臀部下垂者加強承扶等穴位的振脂。

1. 有血液問題疾病者不宜進行針灸。
2. 女子月經期間，要暫停使用。
3. 局部皮膚潰瘍破皮者要停用。
4. 對於針灸或針刺特別容易害怕者，如老人小孩等，也不宜使用。

●進行低頻電針時，會有一點震動和灼熱感。

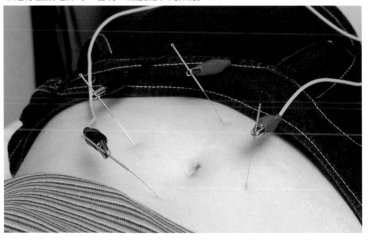

●電極的強度可依個人接受度增減。

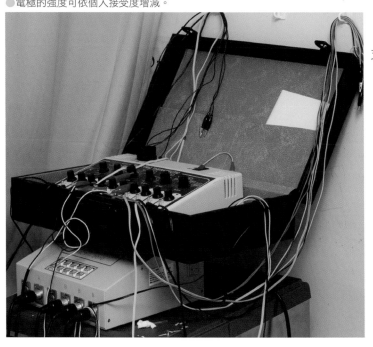

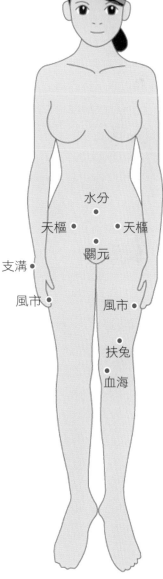

水分
天樞 • • 天樞
關元
支溝 •
風市 • 風市 •
扶兔
血海

3-3 中頻電療

中頻電療為病人進行局部減重，原理與電針很像，以大塊貼布貼在肥胖部位，並運用中頻電擊，刺激脂肪的軟化和游離，由於沒有侵入性，所以很受年輕肥胖者歡迎！

生理作用和治療作用

1.止痛作用

中頻電療法有較好的鎮痛作用，尤其以即時止痛效果較為突出。

2.促進局部血液迴圈和淋巴回流

中頻電流有明顯的促進血液循環作用。作用後可以觀察到局部及指尖皮膚溫度升高、血流速度加快。血流速度的加快可持續到停止刺激後30分鐘。

3.鍛練骨骼肌作用

中頻電療法的低頻脈衝頻率為1～150Hz，通斷比時間可調。以斷調波作用於肌肉可引起正常肌肉和神經支配肌肉收縮，增強肌力，改善肌肉組織營養代謝。這種電流應用在電體操治療方面有以下優點：與低頻脈衝電流相比，中頻電流對皮膚刺激性小，患者易忍受，有利於長期治療。由於皮膚電阻小，能夠耐受的電流強度大，電流作用較深，可以收到更好的刺激效果。與干擾電流比較，斷調波的通斷比可調整，特別是

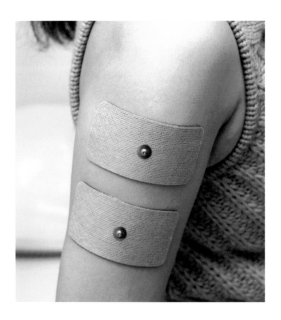

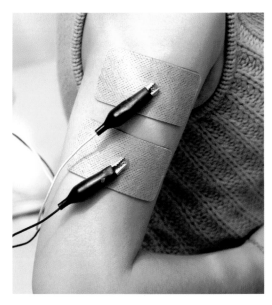

通電後有1～5秒的休息時間，可使肌肉在收縮後得到充分的休息。

4.提高平滑肌張力

　　頻率較低的連調波和斷調波能提高胃腸道、膽囊、膀胱等內臟平滑肌張力，增強腸道平滑肌蠕動收縮能力，能增強膽囊的張力，促進膽汁排泄。還可增強宮縮力量，縮短產程。

5.調整植物神經功能

　　中頻電流作用於頸交感神經節，可以影響大腦血管緊張度，腦血流圖改善；並可改變上肢的血液迴圈，降低血壓。

6.消炎作用

　　中頻電療法對神經炎、風濕性和類風濕性關節炎等非化膿性炎症有一定的消散作用，這是由於中頻電流促進局部血液迴圈、加速炎性滲出物和水腫吸收所致。

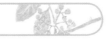

臨床應用

1.適應證

①**骨關節疾病**：肩周炎、頸椎病、肱骨外上髁炎、骨性關節炎、風濕性和類風濕性關節炎、強直性脊柱炎

②**軟組織疾病**：急性扭挫傷、肌纖維組織炎、腱鞘炎、滑囊炎、注射後硬結、血腫機化、淋巴回流障礙

③**神經系統疾病**：神經炎、神經根炎、周圍神經損傷、坐骨神經痛、股外側皮神經炎、中樞性癱瘓

④**消化系統疾病**：胃十二指腸潰瘍、不完全性腸梗阻、慢性膽囊炎、術後腸麻痹、習慣性便祕

⑤**泌尿系統疾病**：尿路結石、前列腺炎、尿失禁

⑥**婦產科疾病**：盆腔炎、附件炎、宮縮無力

⑦**五官科疾病**：鞏膜炎、角膜薄翳、虹膜睫狀體炎、中心性視網膜炎、慢性鼻竇炎、慢性咽喉炎、聲帶麻痹、聲帶小結

⑧**減重應用**：軟化脂防細胞、常用於單純性的肥胖患者

2.禁忌證

　　出血傾向，腫瘤，活動性肺結核，植有心臟心律調節器者。

4 滑罐減重法

滑罐療法是以各種罐具為工具，利用燃燒等方法排除罐內空氣，使罐內形成負壓狀態而吸附於體表一定部位、腧穴、經絡或患處等，再滑動罐體，運行於經絡及肥胖之處。透過熱能、負壓產生一定的物理作用，使被治療的部位溫度增高，壓力增大，加快血液迴圈起到消炎、止痛、活血，化瘀、祛寒、除濕功效，達到通經活絡、調暢氣血的生化效應。

滑罐療法是用罐具通過熱能或負壓能直接吸附於人體體表而產生治療作用，因此滑罐療法時間的控制和掌握對於治療和療效有著十分重要的作用和意義。

主要是通過拔罐的穿透力，滑動牽引來調動經絡潛能，疏通經絡，調整氣血，扶正體內臟器陰陽平衡，調整內分泌，達到新陳代謝的正常化，啟動分解脂肪的系統，使其排出體外，而達到減重效果。

不難看出，滑罐減重實際上是經絡減重的延伸。市面上的經絡減重主要以針灸和點穴為主，這兩種方法技術性較強，對操作者的要求較高；而滑罐減重，則相對比較簡單，病人只需靜靜地

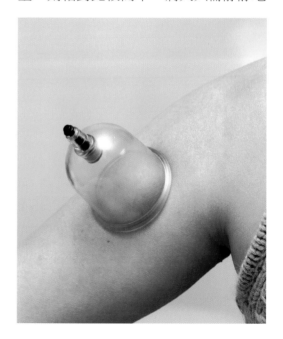

躺在床上，操作者分別把磁力罐放在固定的地方，如背部、腿部、腳心、手臂等經絡反射區，並給磁力罐沖氣，就可以在最多15分鐘的時間內疏通經絡、啟動分解脂肪的系統。

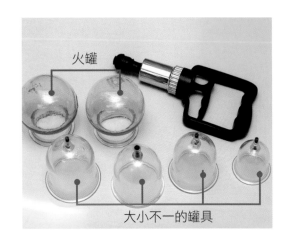

火罐

大小不一的罐具

滑罐法減重的特點

1.「補」、「泄」雙管齊下

滑罐減重主要是通過滑罐看出身體五臟六腑的運行及整個身體的健康狀況對症治療。比如15分鐘是「泄」，八分鐘是「補」。通過「補」和「泄」，來疏通經絡，正是滑罐減重的獨特處。

2.瘦身美容一舉兩得

在操作過程中，還要用滑罐「走」膀胱經，此舉讓人倍感舒適，還可以加上特製藥酒的活血化瘀作用，排出毒素，調節臟腑平衡，從而達到由內至外的美。

滑罐療法的時間控制和掌握主要應以「辨證和辨病」為指導原則。

1.辨證

主要是遵循：實者瀉之——不留罐法；虛者補之——留罐法；平補者平瀉之——閃罐法。

不留罐法是指火罐吸附於體表之後，立即取下，且不再進行滑罐。

留罐法是指火罐吸附於人體之後，留置3～5分鐘（稱為短留罐）或5～10分鐘（稱為長留罐）。

閃罐法亦稱閃火滑罐法，是指將點火棒點燃迅速遞入罐中後，立即取出，將火罐吸附於施術部位，再將火罐取下；再將火罐吸附於施術部位，再取下。如此反復，直至局部皮膚紅潤為度。閃罐法可以單用一隻罐進行小面積操作，如在神闕穴；也可多罐相互交替大面積操作，如在腰背部、下肢部等部位。單罐閃罐法操作時要注意：火罐在使用一段時間後，罐具溫度會增高，應及時予以更換，以免燙傷患者皮膚。

2.辨病

①辨病情的輕重緩急

● 病情輕、慢性發作者，治療時間可短；病情重、急性發作者，時間則要長。

● 病情輕、病程急的患者，治療的時間相對長；病情重、病程緩的患者；治療的間隔時間相對短。

②辨病位

● 面部，一般不滑罐。因為面部毛細血管豐富，容易留下紫痕而影響美觀，甚至燙傷造成毀容。

● 胸部，不留罐為好。

● 腹部，宜用閃罐法。

● 頸肩上肢部，可以根據需要採用留罐法。

● 腰背部、臀部以及下肢部，較適宜用留罐法。

③辨病人的具體精況

● 年事高、體質差的病人治療時間宜短、間隔治療時間宜長；年輕、體質好的病人治療時間可稍長、間隔治療時間可短些。

● 某些特殊人群不宜採用滑罐治療。如一些凝血機制差、孕產婦、某些重症或患有傳染性疾病、皮膚病病人以及醉酒、過饑、過飽、情緒不寧等病人不宜。

其他中醫瘦身療法

滑罐、刮痧、拔罐、溫灸，是中國傳統的調理保健之道，合理組合這些保健方法，使綜合效果實現了提升和完善，特別對現代人普遍存在的肥胖後的健康狀況和循環不佳具有保健的作用。

依據中醫「陰陽平衡，先瀉後補」的調理原則，依次進行刮痧、滑罐、指壓排毒和溫灸等各個步驟，達到緩解背部疲勞、放鬆肌肉、消除毒素、平衡油脂、溫經補血、調理氣血的目的。刮痧和滑罐是比較疼的，但刮後卻倍感輕鬆。

滑罐是將氣罐吸在皮膚上後沿著經絡上下滑動，目的是排毒和增加免疫力。滋潤的底油讓這個過程順滑舒適，中醫師會根據疼痛情況調整吸力的大小。

1. 經期的時候暫時停做。
2. 發燒時禁做。
3. 飯後一小時停做。

5 抑制食慾耳穴法

耳針穴位治療肥胖病

耳穴減重的兩大機理是：

1.抑制食慾消除飢餓感

針刺耳胃穴，訊號沿迷走神經傳導，同時阻斷下丘腦的飢餓訊息，因此抑制了飢餓感。針刺後發生神經遞質的變化，也可以影響食慾的。所以，在吃飯前或感到飢餓時按壓耳穴，的確可以消除飢餓感。

一般在埋針或貼壓後，食量即會減少，而且飢餓的感覺也同時減少。有些人還感到喉嚨有緊縮的感覺，吃少量的食物就感到飽滿。但是很多人減重失敗在於難忍飢餓的痛苦，成功減重後，以為從此就可以放心吃東西，結果體重又再次上升。

2.調節內分泌和體液

刺激耳的肺穴，可以降低空腹時的胰島素水平；換句話說，可以影響糖代謝、內分泌及消化液的分泌而達到減退食慾，節食減重的目的。

當然心理暗示也產生一定的作用，每次按壓耳穴時都提示著減重者自覺，

節制食量和警惕自己減少吃高熱量和高脂肪的食物，這也有一定的幫助。

「王不留行」籽

耳針減重法已在許多國家廣泛應用，其療效早已被公認。由於療效好，方法簡單又安全，故此受到愛美的女士歡迎。多年來不斷改進耳穴刺激媒介，現在常見的有「王不留行」籽（一種中藥）耳壓方法、耳環夾、磁珠耳穴貼壓、耳環針、耳穴鐳射照射、膠布貼穴等等。近代中醫學家在耳針減重方面做了不少研究與嘗試工作，取得了一些很有價值的成果。

針刺療法的醫學理論基礎

針刺療法已廣泛用於減重，為了達到較好的效果，首先要在辨證論治理論的指導下，對肥胖症進行分型，在此基礎上選擇特效穴位進行針刺減重治療。其次，要運用較強的刺激手法和刺激強度，保持較長治療時間。同時嚴格控制膳食攝入量，尤其要控制高脂、高糖的攝入，加強運動，才能保證較高且持久的療效。

下面將耳穴的穴位，減重常用耳穴及針刺操作方法作一介紹。

以下穴位，以肺、三焦、大腸、脾、胃、飢點、內分泌、腎、腦點、口、神門等在減重中最為常用。

●耳穴的定位及減重常用穴位

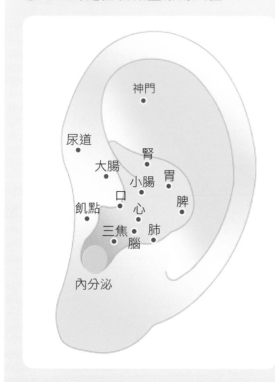

Ⓐ尿道：與對耳輪下腳下緣同水平的耳輪部。

Ⓑ耳中：在耳輪腳上。

Ⓒ神門：對耳輪上下分叉處。

Ⓓ下腳端：對耳輪下與耳輪內側交界處。

Ⓔ外鼻：在耳屏外側面的中央。

Ⓕ飢點：外鼻前下方。

Ⓖ食管：耳輪腳下方前2/3處。

Ⓗ賁門：耳輪腳下方後1/3處。

Ⓘ胃：耳輪腳消失處。

Ⓙ小腸：耳輪腳上方中1/3處。

Ⓚ大腸：耳輪腳上方前1/3處。

Ⓛ膀胱：對耳輪下腳下緣，大腸穴直上。

Ⓜ腎：對耳輪下腳下緣，小腸穴直上。

Ⓝ肝：胃和十二指腸穴的後方。

Ⓞ脾：肝穴的下方，緊靠對耳輪緣。

Ⓟ口：緊靠外耳道開口的後壁。

Ⓠ心：耳甲腔中央。

Ⓡ肺：心穴的上、下和後方呈馬蹄形。

Ⓢ屏間：外耳門後下方，近屏間切跡處。

Ⓣ三焦：外耳道口，屏間，腦穴和肺穴之間。

耳穴埋針的方法

1. 找準穴位，局部常規消毒。
2. 右手固定耳部，壓緊埋針處皮膚，右手用鑷子夾出消毒的耳針針柄，輕輕刺入穴位，一般刺入針體的三分之二。

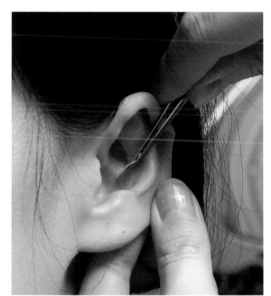

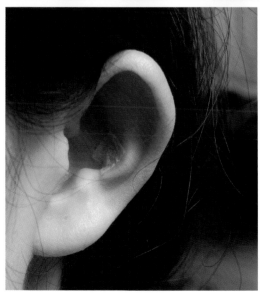

●耳針埋於正確的穴位，可抑制食慾。

3. 以膠布固定，然後在固定部位輕輕按揉30～50次，以有脹感而不疼痛為度。

　　上述患者於每次飯前半小時按揉30～50次，要按出酸痛的感覺。每次埋7～10天，兩耳交替埋藏，一般以30天為一療程，一至二個療程就可顯出效果。

　　不過要注意的是埋針處不得淋濕或浸泡，以免感染；局部有不適，應要及時檢查，針眼內出現皮膚紅腫或有發炎現象或凍瘡，則不宜繼續埋針。

耳穴按壓

方法

　　用菜籽或磁粒作為貼壓的介質，只要表面圓滑、大小適中便可。用一平方釐米的醫用膠紙貼於耳穴上，每日按壓四至五遍，要有酸脹麻木或稍痛為止。在吃飯前半小時自行按揉耳穴五十至一百次，每穴留置七至十天，至下次治療，更換穴位，兩耳交替進行，十次為

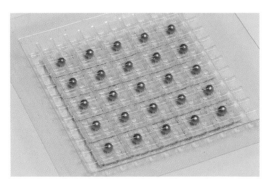

一療程,一般進行二至三個療程。可以控制食量。(穴位受刺激後胃即有飽滿的感覺,或吃少量東西便感到飽了,而且不會造成厭食症。)

另外,耳穴壓籽法是臨床常用的一種減重方法。它不僅能收到很好的療效,而且簡易安全、副作用小,尤其適合老年兒童懼怕針刺的患者。

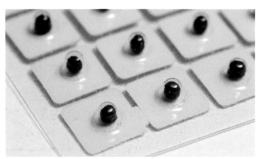

●耳珠。

針灸問題Q&A

Q. 洗澡時弄濕了耳穴埋針處該怎麼辦?

A. 通常耳穴埋針後要盡量保持乾燥清爽,如果有需要時要用吹風機或用棉花將局部吹乾或拭乾水分,但如果有發炎現象,比如紅腫熱痛,就要將埋針取下之後,再另行埋針。

Q. 穿耳洞會影響埋針嗎?

A. 穿耳洞的部分,大部分為屬於眼點的穴點,一般不影響埋針。因為減重的穴點很少會用到那一區。除非耳洞有許多個,那就比較可能會有影響。

6 老少咸宜薰臍法

各種季節都可以利用薰臍來減重，尤其在秋季漸冷的氣候裡，更是利用減重薰臍的好時機。

* * *

臍，位於腹部正中央凹陷處，是新生兒臍帶脫落後，所遺留下來的一個生命根蒂組織，屬於中醫經絡系統中任脈的一個重要穴位。中醫稱臍中為神闕，臍居正中，如門之闕，神通先天，《經穴名的考察》說「神」是「心靈生命生，闕是君主居城之門（闕：泛指帝王所在處）」，為生命力居住的地方。

臍療法是中醫外治療法中的一種，有悠久的歷史，豐富的內容，大量的醫療經驗。湖南馬王堆三號漢墓出土的帛書《五十二病方》，是目前國內外學術界公認為我國現已發現的最早的醫學著作，該書共有二百八十三方，其中外治法竟達一半以上，其更包含了就有肚臍填藥、敷藥、塗藥及角灸臍療法。現代醫籍中也有大量臍療法的論述。

臍療法為局部、穴位治療。臍療

薰臍療法的醫學理論基礎

臍位於腹部正中線中點的稍下方，相當於第三、四腰椎之間。在胚胎發育期，臍為腹壁的最晚閉合處。胎兒時期，表面包有羊膜，內有一對臍動脈、一條臍靜脈以及結蒂組織。胎兒出生切斷臍帶包紮後，臍動脈與臍靜脈逐漸封閉。臍靜脈在臍到肝的一段成為肝圓韌帶，肝後緣到下腔靜脈間的一段成為靜脈韌帶。臍動脈封閉後所殘存的遺跡，居臍外側壁之中，成為肝外側韌帶。

臍部皮膚由第九、十、十一肋間

神經的前皮支重疊交織分布。在臍纖維環周圍，有胸腹壁靜脈、腹壁下靜脈及深靜脈的腹壁上、下靜脈，附臍靜脈、肋間靜脈、腰靜脈等屬支，形成臍周靜脈叢，該叢也是重要而廣泛的側支吻合途徑。臍深部腹腔內側對應的器官是大網膜、小腸，在第四腰椎體的前面有腹主動脈。而且，肚臍的表皮角質層薄、血管豐富、敏感度高、滲透性強、吸收快，有利於藥物的吸收。

法是指以藥物作為適當劑型（如：糊、膏、散、丸等）；或取某些物理（如：艾灸、熱熨、磁場、按摩等）刺激，對神闕穴局部產生藥物和刺激作用，透過經絡傳導，激發經脈之氣，協調臟腑之間的功能，疏通經絡，促進臟腑氣血運行，達到防病治病，延年益壽作用。古今醫療證明，臍療法可預防和治療某些內科、外科、兒科、婦產科及男性科疾病。現代醫學研究資料也證明，臍療法有提高機體免疫力、抗衰老、抗腫瘤、抗過敏，調節植物神經功能，興奮大腦，改善微循環等多方面的作用。實驗證明，臍療法方法簡便，而且療效可靠、安全無毒、無副作用，易學易用；也便於推廣應用，深受廣大醫學家及群眾的歡迎。

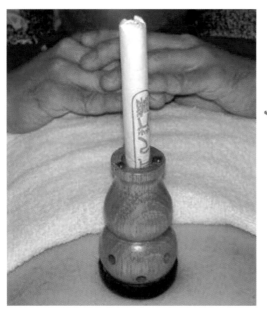

●搭配做法

先於臍部周圍應用臍部按摩法，按摩臍部、臍跟、臍部附近的穴道天樞、水分、關元等，使肚臍感覺溫暖，再行臍療，效果較好。

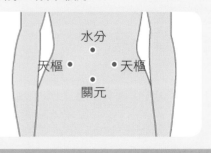

水分
天樞　　天樞
關元

方法

1.藥物組成：赤茯苓、澤瀉、白朮、桑白皮、紫蘇、木瓜、大腹皮、陳皮、木香各6克，共研為細末，貯瓶備用，每次先用鹽水清洗肚臍，再取上藥粉適量，加醋調成糊狀，敷於臍中，以紗布覆蓋，膠布固定，再在臍上薰臍做臍療，每天換藥一次。

2.平常保養可一周做三次，三個月為一療程。

時間

1.剛開始需要每天做，而且每次至少30分鐘，如果有時間的話，最好早晚均做一次。

2.如果體重降到個人的理想體重後，就可隔日做，繼續保養，並維持理想體重。

療程 -

　　每次以三個月為一療程,並且不要間斷,以免前功盡棄!

注意 -

＊月經期間不要做減重薰臍,以免影響經血的量。

＊飯後一小時內或過於饑餓、過於勞累時均不適合薰臍。

＊發燒、腹痛時暫停減重薰臍。

臍部按摩法

　　臍部按摩法是運用推拿手法刺激神闕穴,以達到防病治病的目的常用的。臍部按摩手法如下。

① **揉法**:用拇指、食指、中指指端或掌根部,按於臍部或臍周,作輕柔和緩的回旋揉動。

② **摩法**:用拇指、食指、中指指面或掌面,按於臍部或臍周,以腕關節連同前臂,作環形的有節律的撫摩,摩動時要和緩協調,每分鐘30～120次。

③ **按法**:用拇指、食指或中指指腹部,向下垂直按壓臍部或臍周,以痠、脹時為度,一按一放,每分鐘100～300次。

臍療健身茶

　　在臍療的過程中,容易有口乾舌燥的現象,此時適當的補充水分來解渴生津外,更是必要的養生方法,以下簡單介紹十種養生茶飲,供臍療族在薰臍之外,多飲幾杯,讓養生效果更持久!

一、保肝茶類

🍃 **杞菊保眼茶**

藥材:枸杞子6錢、菊花5朵。

功效:保肝明目,有消除眼睛疲勞的功效,適合上班族需長時間注視電腦螢幕者。

🍃 **蟲草養肝茶、杞菊保眼茶**

藥材:冬蟲夏草2錢、枸杞子6錢、蜜蒙花2錢。

功效:滋腎明目,適合眼睛老化疾病、視力老花、乾眼症、青光眼、淚水多等。

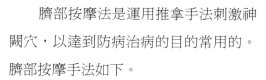

臍療前後均可喝減脂茶

■材料:炒決明子6克、菊花3克、白茅根8克、甘草2克、綠茶5克

■用法:用約10碗水,以大火滾15分鐘後,再切小火熬半個鐘頭,過濾去渣後,約成兩大瓶保特瓶的容量,可放於冷藏室中,平時可當茶飲用。(月經來時不要喝)

二、養心茶類

🍃 養心消遙茶

藥材：浮小麥3錢、黨參3錢、紅棗3粒、甘草1錢、玫瑰花1錢。

功效：能除煩解鬱、改善心煩、健忘、神經衰弱。

🍃 安神寧心茶

藥材：百合3錢、酸棗仁3錢、茯苓3錢、甘草1錢

功效：能寧心安神、適合失眠、夜臥多夢、心悸不寧者。

三、健脾茶類

適合常常容易腹脹、腹瀉，或便祕、消化不良者。

🍃 健中茶

藥材：黨參3錢、白朮2錢、茯苓2錢、甘草1錢。

功效：有健脾益氣，增加免疫力的功效之外，更有健胃整腸去脹氣助消化等功效。

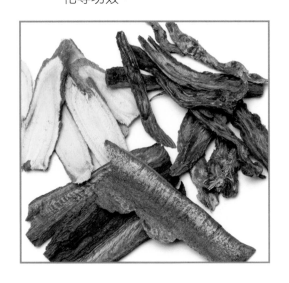

沖茶方法

1. 有濾網之茶壺（約600cc），將藥材置於濾網內，用滾熱的水直接沖泡，待涼即可飲用。
2. 或做成茶包，以沸水三碗，蓋上杯蓋，沖泡5至10分鐘，藥味一出，即可飲用。

🍃 三黃茶

藥材：大黃2錢、黃芩2錢、甘草1錢。

功效：滑腸通便，促進腸子蠕動，適合經常便祕者。

四、補氣保肺茶類

適合常因工作繁忙，說話過多、口乾舌燥、容易疲累者。

● 補氣潤喉茶

藥材：西洋參3錢、麥冬4錢、五味子1錢、炒決明子1錢

功效：有補氣止渴、潤喉生津之功，更有提神、消除疲勞之功。因為加了決明子，有特殊類似咖啡的香味，但卻無咖啡的心悸、失眠等副作用。

🍃 補氣生脈飲

藥材：黨參3錢、丹參1錢、靈芝1錢、刺五加1錢

功效：以黨參、丹參、靈芝、刺五加等四味超級補氣藥來提升每日的精

力，不寒不燥，連月經來時均能飲用，長期飲用，更能增強精力和鬥力！

五、補腎茶類

 補腎養血茶

藥材：當歸1錢、黃耆3錢、枸杞3錢、紅棗3粒、何首烏2錢

功效：能補腎、益氣、養血，促進造血機能，還能增強血液循環，防止心血管疾病。

 高麗強筋茶

藥材：炒杜仲2錢、高麗參2錢、紅棗3粒、老薑1片、

功效：能顧筋骨、預防高血壓、開心益智、聰耳明目、補虛勞、添精神、定驚悸、除煩渴等。

薰臍問題Q&A

Q. 薰臍的溫度越燙越有效嗎？

A. 薰臍時千萬不要迷信愈熱效果愈好，而且，艾草與皮膚應保持適當的距離，溫度也要在可忍受的範圍，一次灸10至15分鐘，若出現疼痛、灼熱感，應立即移除，以免燙傷。

Q. 坊間有賣薰臍DIY的器材，可以買來自己在家進行嗎？

A. 因為衛生署認定薰臍屬於「醫療行為」，所以想嘗試薰臍減重的話，最好還是到中醫診所，由中醫師親自執行，或由護理人員在中醫師指示下執行。而且薰臍需看體質，請合格中醫師把脈，經過「辯證論治」，再依據體質、證型，選擇合適的治療方法及藥材，對症下藥，才是最佳的方法。

7 循經摩擦拍打去脂法

採用循經摩擦、拍打、握撚手足肩臂脂肪堆積處皮膚的方法，以達到消除脂肪的目的。適合於出現肥胖、呼吸短促、多汗、腹脹、下肢浮腫等症狀的單純性肥胖病人。

● 用鬃毛刷、毛巾或手掌，在脂肪豐厚處摩擦，時間不限。

● 將左手甩到背後用手背拍打右肩10次，再用右手背拍打左肩10次，用左手從右臂內側拍打至頸部10次，再用右手拍打左臂內側至頸部10次，可消除肩臂部脂肪。

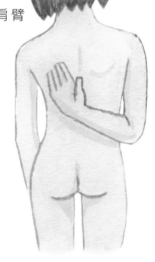

● 用左手握、撚右肩、臂脂肪豐滿處10次，再用右手握、撚左側肩臂10次；然後向前、向後旋轉雙肩各10次，可消除肩臂部脂肪。

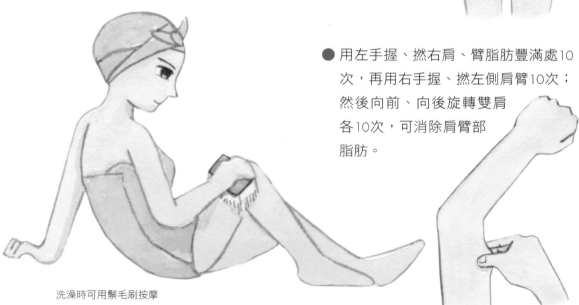

洗澡時可用鬃毛刷按摩

⑧ 懶人減重推拿法

循經推拿減重術是運用中醫學傳統推拿手法，在肥胖患者身體上循著經絡走向進行推拿手法，並針對一些特定穴位，進行重點刺激，來達到減重目的的一種純自然療法，所以也可以說是一種懶人減重推拿法。

目的

對經絡系統及臟腑功能進行調節疏導、協調陰陽、撥亂反正；清胃熱、利水濕、助脾運、活氣血、使體內蘊積的脂肪消解、濁濕排泄、氣機通暢、陰平陽祕。

目標

能有效地消除或減輕肥胖患者的異常饑餓感和疲勞感，使得自主運動和控制食量的自控能力明顯增強，較易做到少食多動的要求。減重期間，始終能保持攝入總熱量低於消耗總熱量，從而消耗掉體內過剩脂肪，達到減重的目的。

特點

「循經推拿減重法」不用任何藥物，主要以手法用於人體，對臟腑經絡功能有疏導調節作用。治療後經絡、氣

血運行通暢、代謝活躍，患者感到周身舒暢，精力旺盛，不會出現乏力現象。

「循經推拿減重術」施治時，分三個步驟：

1.全身循經推拿

2.背部踩蹺

3.肩頸部推拿

重點對脾經、胃經、肺經、膀胱經經絡及穴位（某些特定穴位）進行推、

循經推拿減重的禁忌

1. 各種傳染病 如結核病、傳染性肝炎、傷寒、白喉等
2. 各種嚴重的皮膚病及性病 如濕疹、癬、皰疹、皰瘡、膿腫丹毒、潰瘍性皮膚病、疔瘡、開放性創傷、燙燒傷
3. 高熱及細菌、病毒性感染疾病、化膿性骨髓炎、蜂窩組織炎、化膿性關節炎
4. 孕婦、產後哺乳期婦女、婦女經期
5. 腫瘤中晚期
6. 急胃潰瘍出血
7. 骨折
8. 酒醉
9. 急類風濕
10. 年老體弱、幼兒嫩弱體質而經不起輕微手法的患者

拿、點、按、揉、摩、滾等手法刺激。透過手法達到補虛瀉實，協調陰陽的作用，對人體內環境進行整體性的治理，扭轉機體能量代謝過程中的不斷向肥胖發展的惡性循環。因肥胖致使食欲增加，攝入熱量多，同時運動量減少，消耗量小，體重增加；透過推拿治療，有效控制食欲，攝入大量減少，而運動量增加，使消耗量增大，體重趨於正常。

這種減重方法是使肥胖患者的能量代謝達到負平衡，以便消耗掉自身多餘的脂肪，因此就要限制飲食量，尤其是高熱量食物。

由於推拿手法可以消除或減輕了患者的異常饑餓感，為控制進食量、限制熱量攝入創造了良好的條件。

在治療期間，每天要攝入足夠的必要營養以保證患者在減重期間的充足營養和體能，不致因減重而損害機體的健康。飲食結構和熱量的調節，應該根據每個患者的具體情況制定，如體力消耗的大小、年齡、性別以及營養狀況等。

循經推拿部位

肥胖患者也可以按照下面介紹的方法，在家中進行自我推拿減重：

1.拿頸前部，摩頸後部

拇指與食指相對，握拿頸前部喉節兩旁，自上而下，左右手交替，各30遍；四指併攏，摩擦頸後風池穴，左右各30次。

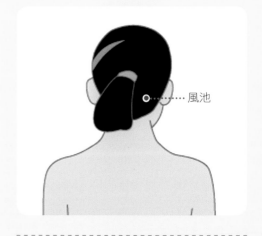

風池

2.橫摩鎖骨下區

四指並攏，用指端螺紋面在對側鎖骨下區橫向左右摩擦，左右手交替各30次。

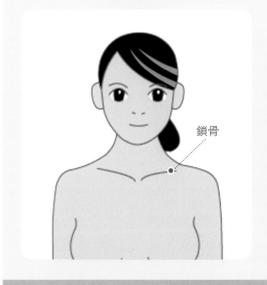

鎖骨

3.推腹部

兩手掌伸開，掌心對著腹直肌，用掌根沿腹直肌方向自上腹部推向下腹部，左右手交替各30次。

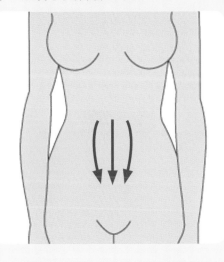

4.摩腹部

雙手掌疊壓，沿順時針方向旋轉摩腹，再換逆時針方向，各按摩30圈。

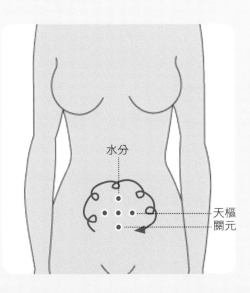

水分

天樞
關元

5.擦腰眼

兩手握拳，拳眼對準腰眼，上下摩擦腰眼，左右各30次。

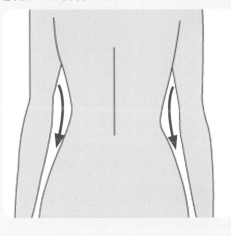

6.摩股三角

雙手掌根部著力在大腿上端內側股三角部位，上下摩擦，各30次。

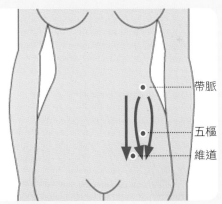

帶脈

五樞

維道

以上手法，每早、晚都要各作一次，或在閒暇時隨時作。可以促進全身淋巴及血液迴圈，舒筋活絡，加速機體脂肪代謝，消除異常饑餓感和過度疲勞感，可以收到較好的減重效果。

⑨ 雙手萬能按摩法

「按摩」的效果是被動的促使脂肪運動，使它經常處在柔軟而容易燃燒的狀態。例如，平常沒有運動而積存在腰圍的脂肪，反覆做「按摩來促動」就會有不可思議的效果！尤其如果配合其它療法（如針灸）來治療，效果更好！

當運動使身體產生肌肉時，若沒有繼續運動或不運動時，肌肉會衰退，跟著失去彈性而變成脂肪，曲線也跟著崩壞，所以需要「按摩」。衰軟的肌肉脂肪體，使用按摩來消脂，可提高原來的機能，並塑造出有彈性的身體。

其實按摩有很多種類，且是隨著部位的不同，按摩方式也不同：

●使用整個手掌來按摩

不是用力握著，而是使用力量的強弱，來回搓揉的按摩。特別是肌肉硬的部位更有效果。

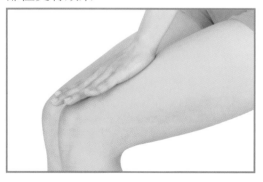

●抓捏──用半隻手指

使用到手指第二關節為止的抓捏式按摩。像拉著皮膚一樣之後，手指以壓著它的感覺來移動，可分成小部分，慢慢移動。適合鬆弛或脂肪過多的部位。

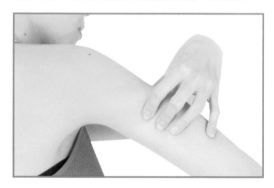

●扭轉按摩──使用雙手

使用兩手手指的力量來按摩。以拇指為主力，其他手指為輔助，左右、反方向來扭轉。這個動作比較適合運用在肌肉多且脂肪厚的部位，可分為小部分細心地按摩。

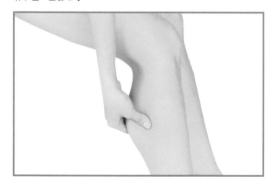

9-1 臉頸按摩法

「大餅臉」、「滿月臉」、「圓圓臉」…，有的人明明很瘦，但臉就是胖嘟嘟，想要有瓜子小臉嗎？現在就努力按摩你的臉吧！

●臉部

按摩步驟及方式：

A. 雙手放在下巴中央，做捏臉的預備動作。

B. 沿著下頜骨，由下往上輕捏臉部，捏至耳垂下方。

C. 重複動作5～10次。

功效 修飾臉部線條

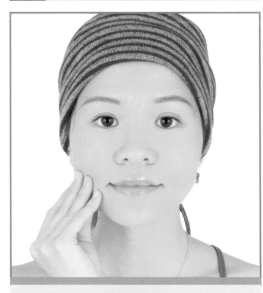

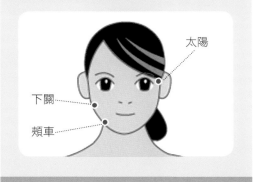

太陽

下關

頰車

●下巴

按摩步驟及方式：

A. 右手掌托下巴，手指輕貼皮膚。

B. 手指從下巴中央位置輕輕順推至耳垂。

C. 換手後左手重複Ⓐ、Ⓑ動作。

D. 左右交叉共做10～20次。

功效 改善雙下巴

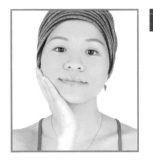

●頸部

按摩步驟及方式：

A. 臉向上抬45度，雙手一上一下放在喉嚨下方位置。

B. 雙手以四指指腹輕推至下巴位置。

C. 重複約10～20次。

功效 消除頸部贅肉

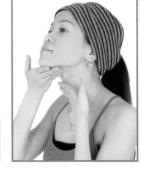

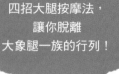

四招大腿按摩法，
讓你脫離
大象腿一族的行列！

9-2 大腿按摩法

●大腿-1

按摩步驟及方式：

A. 採坐姿，雙手放在同一膝蓋上。

B. 手掌和指腹服貼大腿，以畫圈的方式向上按摩整個大腿，再回到原點。

C. 重複動作10～15次，再換腳。

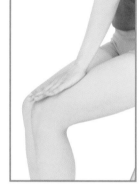

| 功效 | 消除大腿外側贅肉 |

●大腿-2

按摩步驟及方式：

A. 坐姿，雙手置於同一大腿外側。

B. 手掌和指腹服貼大腿，以畫大圈的方式按摩整個大腿部位。

C. 重複動作10～15次，換腳按摩。

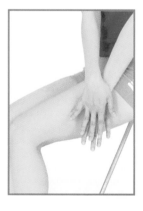

| 功效 | 消除大腿外側贅肉 |

●大腿-3

按摩步驟及方式：

A. 雙手置於大腿內側。

B. 雙手指腹稍微用力輕捏大腿內側，由下往上進行按摩。

C. 重複動作10～15次再換腳。

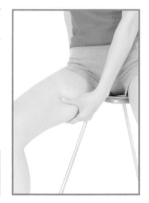

| 功效 | 消除大腿內側贅肉 |

●大腿-4

按摩步驟及方式：

A. 手拿按摩器置於大腿內側。

B. 以畫圈的方式按摩。

C. 重複動作10～15次再換腳。

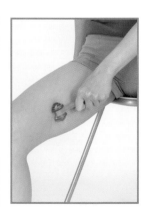

| 功效 | 消除大腿內側贅肉 |

9-3 小腿按摩法

●小腿-1

按摩步驟及方式：

A. 雙手置於小腿肚。

B. 手掌包住小腿，以手掌由下往上輕捏小腿肚。

C. 重複動作10～15次再換腳。

功效 消除小腿贅肉

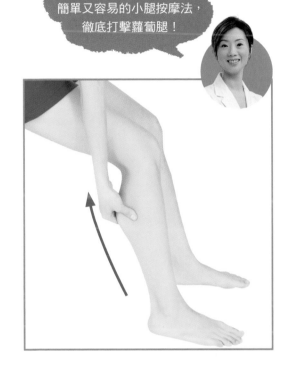

> 發胖的蘿蔔腿，
> 連兔子也不愛喔！
> 簡單又容易的小腿按摩法，
> 徹底打擊蘿蔔腿！

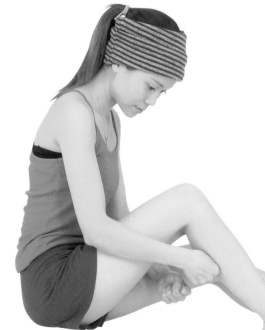

●小腿-2

按摩步驟及方式：

A. 坐在椅子上，把一腳抬高成直角，並以拳頭拍打小腿，每條腿約做5分鐘。

B. 一腳伸直，另一腳稍微彎曲，以兩手掌由腳眼以「之」字型方向按摩。左右兩腳各做5分鐘。

功效 消除小腿贅肉

鬆垮的雙臂像蝴蝶飛舞，
讓你夏天不敢穿無袖上衣、
冬天不敢穿緊身毛衣嗎？
試試下面四招，
甩掉掰掰肉的方法吧！

9-4 掰掰手按摩法

●手臂-1

按摩步驟及方式：

A. 手臂向上彎曲，另一手手掌握住上臂下方。

B. 以指腹輕捏手臂下方，從關節處到腋下位置。

C. 重複動作10～20次再換手。

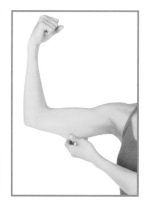

| 功效 | 消除手臂內側贅肉 |

●手臂-2

按摩步驟及方式：

A. 手臂向上彎曲，另一手手掌握住手臂關節。

B. 手掌稍微用力順著關節向下按摩至腋下。

C. 重複動作10～20次換手。

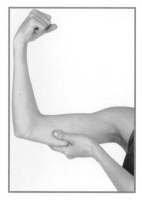

| 功效 | 消除手臂內側贅肉 |

●手臂-3

按摩步驟及方式：

A. 手臂稍微彎曲，另一手以指腹輕捏整個上臂。

B. 重複動作10～20次。

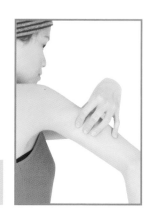

| 功效 | 消除手臂外側贅肉 |

●手臂-4

按摩步驟及方式：

A. 手臂稍微彎曲，另一手手掌握住上臂。

B. 手掌從關節處向上，順勢向上按摩。

C. 重複動作10～20次換手。

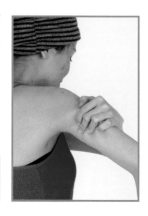

| 功效 | 消除手臂外側贅肉 |

9-5 俏臀按摩法

●臀部-1

按摩步驟及方式：

A. 雙手朝下置於腰旁的臀部兩側。

B. 雙手手掌，指腹服貼臀側，慢慢向下按摩至大腿位置，再向上回到原點。

C. 來回動作10～20次。

功效 消除臀測贅肉

羨慕「翹臀珍」珍妮佛‧羅培茲、還是「世界第一美臀女凱莉‧米洛」？每天按摩大屁股，總有一天擁有緊實的翹臀，不再是遙不可及的美夢喔！

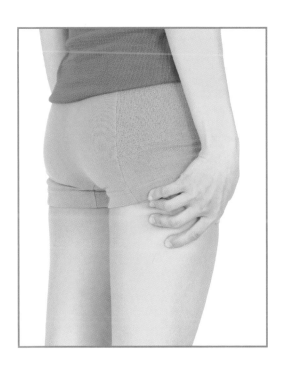

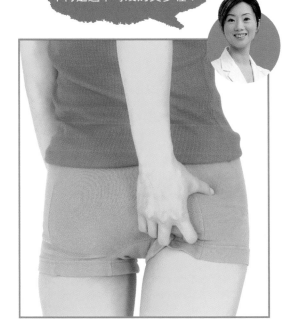

●臀部-2

按摩步驟及方式：

A. 雙手置於臀部下緣，以手掌包住臀部。

B. 雙手向上帶至臀部中央，以手掌和指腹的力量向上按摩，再回到原點。

C. 重複動作10～20次。

功效 改善臀部下垂

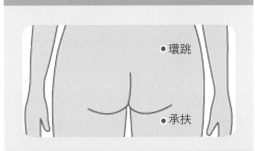

環跳
承扶

10 手部穴位刺激減重法

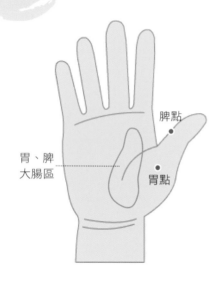
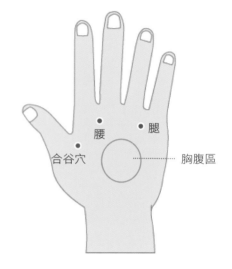

脾點

胃、脾
大腸區

胃點

腰　腿

合谷穴　胸腹區

肥胖的主要原因是吃得太多，再加上運動不足，西醫主張立竿見影的節食與運動的減重法；而中醫則主張透過穴位或部位刺激，抑制旺盛的食欲，從根本上減重。

抑制食欲的穴位和部位有很多，在這向大家介紹手背和手掌等比較容易刺激的部位。

一個是手背中央，直徑為3釐米左右的「胸腹區」部位；還有一個在手掌一側，食指正下方至大拇指指根的「胃、脾、大腸區」部位。每次吃飯前用力捏壓這兩個部位，會使腸胃功能減弱，食欲自然被抑制。

但是，需要特別注意的是，如果刺激的力度不夠大、不夠疼是毫無效果

的。因為輕揉或按摩這些部位，反而會促進胃腸功能，導致食欲旺盛。

為此，我們可以利用一下身邊的小器具，例如手掌心的「胃、脾、大腸區」可用塑膠製的髮夾，或夾子夾住，以達到刺激的效果。用金屬製品夾會太痛，應儘量避免使用。手背的「胸腹區」比手掌更容易感到疼痛，所以不必用夾子，可以用一把牙籤或原子筆（非筆尖部位），在此部位反覆按壓。

也可用一把牙籤戳捏壓手前中央的部位（胸腔區），直到感覺痛為止。

輕揉或按摩都會產生相反的效果。

⑪ 中藥泡澡減重法

　　我們每天都要洗澡，可是卻並不知道如果洗澡洗得好，也可以有助於減重。泡澡減重，絕對是一招又舒服又不辛苦的瘦身方法，如果泡得好、泡得妙，還會產生幾許貴族般的浪漫氣息，有助於本身氣質的提升哦！

11-1 泡澡的功效

1.泡澡可提高身體的基礎代謝率

　　雖然泡澡的效果會因為水溫及入浴時間而有所差異，不過一般而言，泡熱水澡平均30分鐘所消耗的熱量等於慢跑1000公尺。

　　所以，只要掌握要領，將有助於達到入浴減重的效果。若將水溫設定在攝氏42度～43度之間，身體會使用更多的熱能，並消耗更多的熱量。

　　此外，身體在熱水中的浮力是體重的十分之一，在水中我們能活動自如；若加上水的摩擦力產生適度的抵抗力，更能增加鍛鍊肌肉的機會。雖然身處在狹小的浴缸裡，不太方便從事全身性運動；但卻適合雕塑下半身的完美曲線。

2.靜水壓強化內臟機能，幫助瘦身

　　水中施於身體的水壓稱之為「靜水壓」，它會讓身體各部位，尤其是下半身可平均承受與水相同的重量。如果你家的浴缸夠深，靜水壓的力量就愈高。因靜水壓的功效可強化內臟機能，增加瘦身效果；因為淨水壓的幫助，可使得下半身的血液順暢流回心臟，同時也使得自己心臟流出的血量增多，進而帶動全身細胞二氧化碳的排出，及營養的供給，當然流經腎臟的血流量也隨之增加，尿液的排泄量因此變多，所以對於水腫或虛胖的情形也會獲得改善。

　　當頸部以下完全浸泡在水中，壓力作用下腰部會縮小3～5公釐，腿部會變細1公釐。雖然從浴缸起身後馬上會恢復原狀，但「靜水壓」是瘦身的關鍵，不可輕視。靜水壓不僅對身體表面產生影響，對身體內部也能產生某種程式的作用，例如：改善循環系統及提升肝腎

功能的機能等。身體一但受到靜水壓的作用，氣血自然變得順暢，浮腫情況也獲得改善，所以配合在浴缸中做瘦身運動，更可以達到瘦身的效果。

3.提高身體的溫熱作用——體熱越高越能瘦身

泡澡可以使血管擴張，使血液循環良好，內臟機能提升，特別是可將身體中多餘的水分排泄出來，並改善水腫的徵候。另外，高溫泡澡可因溫熱排汗產生氣化熱消耗多餘的卡路里，更能達到減重的效果。

4.利用溫熱的藥材，達到加倍的功效

如果在泡澡的水中加入減重催化劑，即可達到事半功倍的效果。大多數減重催化劑可分為四種：

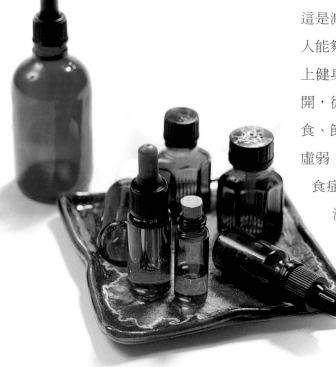

第一是**精油類**，像迷迭香、檸檬、葡萄柚、歐薄荷等單方或複方精油都是很好的選擇。

第二是**粗鹽**，沒有專業浴鹽也可以用粗鹽。

第三是**辛溫藥材類**，如辛辣紅辣椒、老薑、薑粉，它的發汗效果極佳，促進新陳代謝的能力極強，只不過皮膚較為敏感的人，要先從少量開始嘗試，等適應後再漸漸增加份量。

第四是**中藥的潤膚發汗藥材**，如：荊芥、防風、川芎、羌活、獨活、柴胡、薄荷、桔梗、枳殼、茯苓、甘草、生薑、玫瑰花等。

5.簡單無負擔經濟又美容

「吃得越多，消耗也要越多」，這是減重最簡單的道理，不過卻很少有人能夠花時間天天跑步健身。即使每天上健身房，流了一身的汗水反而胃口大開，從而越吃越多。而且，人們常以絕食、節食的方法來減重，容易造成身體虛弱，不宜長久持續採用，如果導致厭食症，就更加麻煩。所以，「高溫入浴減重法」既不危害身體健康，又能每天在家輕鬆進行，只要你持之以恆，相信必能減得健康和美麗。

11-2 減重消脂泡泡澡

1.粗鹽按摩肥胖部位

先別急著一下子鑽進浴缸中，在浴前先來個淋浴按摩，使用專業的浴鹽，或者拿塊海綿或者絲瓜絡，從手腳的尖端開始，以劃圓弧的方式向心臟方向慢慢按摩，尤其是脂肪囤積的部位，多按摩幾下，因為越是脂肪堆積的地方，就表示那裡的代謝功能越不好，而按摩除了有良好的清潔作用外，也可以促進血液循環。

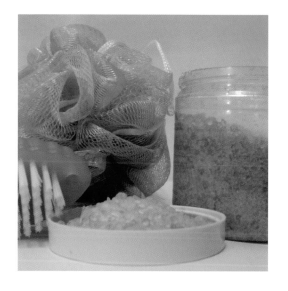

2.揉搓拍打肥胖部位

由於泡澡減重端視新陳代謝率的增加與否，所以溫度高，時間長，效果就較好，每個人必須找到最適應的水溫，以每泡5分鐘，起身休息約3分鐘的頻率，重複幾次；邊浸泡邊用力拍打搓揉贅肉部位，可以像揉麵團一樣使勁的揉，一直揉到贅肉部位的皮膚變紅為止。皮膚變紅正代表血絡正在暢通。

3.中藥泡澡

中醫減重養生藥浴早於四千年前就已流傳在民間，到近代甚至宮廷中的貴婦如楊貴妃的華清池凝脂浴、慈禧太后的御用谷精草煎湯沐浴，也逐漸流入民間，做為養顏保健藥浴法。

養生藥浴的功效，係從中藥薰治法演進而來，具備數項功效：

一、能促進血液循環，宣通全身氣血，大量排除體內廢水，促進全身血液流暢，激發全身汗腺功能，活化細胞，解除不明痠痛。

二、養顏美容，改善虛弱體質、對慢性疾病有獨特的效果，同時對促使肌膚之新陳代謝及改善肥胖體質，具有效果。

三、凡內傷筋骨萎縮、關節肌肉、痙攣疼痛、腰痠背痛、風濕痛、五十肩痛、痠抽麻痺、手腳冰冷者皆可獲得舒緩，泡澡並可幫助睡眠。

第1部

第2部

躺著瘦中醫減重法

中藥藥浴的方法

1. 先將這些藥草材料，用水來熬煮，淬取濃汁（將藥物裝入布袋，浸泡後煎1小時左右，水煎熬成200毫升的藥汁），再倒入澡盆中，加熱水調到適合的溫度浸泡即可。

> TIPS 有些花類藥材最好不要用煎的，可用沖泡的方式。

2. 藥浴的水溫一般在攝氏38～43度之間，

3. 水量先浸到身體三分之一至二分之一，水溫下降時再加熱水，才不至於水量過多。

4. 浸泡20分鐘起來休息，用冷水拍打臉部，喝些淡鹽水或開水，再浸泡20分鐘即可。

5. 通風一定要好，熱度要夠，沐浴時間30～40分鐘。

6. 可使用檜木桶的浴缸來做藥浴，使用時還會散發出檜木芳香的味道，也有保溫的功用。

7. 可每日或隔日一次進行泡澡，或視肥胖程度而定。

> 米酒可使肌膚光滑，報載日本女星藤原紀香每週必用日本酒泡澡。

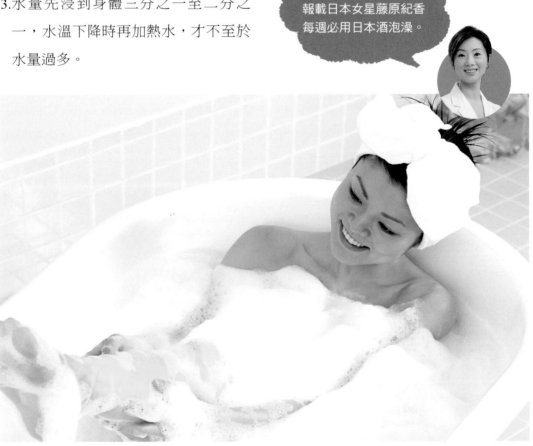

中藥藥浴成分

●美容美肌型

材料：米酒、老薑和醋。

方法：將過濾後的薑汁，還有一杯的醋、一杯米酒（習慣後可漸漸增加酒量），倒入浴缸溫水裡面，充分調合後再浸泡，就可以享受美容、保健、瘦身的泡澡了。

功效：除了增加體溫，使身體基礎代謝率提高之外，它還有暖身，消除疲勞，使肌膚散發光澤，光滑感。也可用清酒或紹興酒。

●美容美肌型

材料：玉米鬚500克。

方法：水煎，浸浴，每日一次。

功效：適合下肢容易水腫的虛胖型。

●忙碌發胖型

材料：黨參3錢，當歸3錢，紅花1兩，玫瑰花1兩，共研細末。

方法：每次浸浴時使用15克（可先用紗布包，放熱水時先放入浴缸中）

功效：適合臉色不佳，越忙越胖型。

●代謝不良型

材料：海藻3錢，丹參1兩，紅花3錢，益母草3錢。

方法：水煎，浸浴，每日一次。

功效：適合皮膚粗糙有斑、代謝不良的

體質。

藥包可先煮沸或高溫沖開（有些不適合煎）倒入浴缸混合溫水浸泡。另可加入白醋半瓶或一杯鹽，如果常手足冰冷者，可加入酒或薑汁一杯。

另外，藥量視浴缸大小而定，一般大小的可每樣買3～5錢，用紗布包好懸掛垂於熱水龍頭下，放熱水時自然可浸泡到藥，每包可用2次。每次泡澡30～40分鐘，每日1～2次。

中藥藥浴注意事項

1. 孕婦、經期中、喝酒後、皮膚有傷口、剛吃飽、肚子餓、高低血壓、心臟疾病者不建議使用。

2. 以午後或晚間進行為宜，沐浴後用乾毛巾拭乾。特別要注意的是水溫不可過高，以免燙傷；老人、幼童、病重者進行藥浴，要特別注意在旁照顧，以免發生意外。

3. 水的溫熱及水壓可以促進血液循環，然而浸泡溫度以攝氏38～43度為宜，水壓則不可超過3公斤，超過3公斤就可能傷害筋肉。水柱壓力太大者（超過7公斤），對老人或有骨質疏鬆症的患者，容易造成筋骨疼痛或傷害。

12 其他輔助減重方法

12-1 禁食減重法

 需要在醫師指導下，方可進行禁食減重法。

一種減重最快的減重法是在有限的時間內完全不進食物、只喝水，這就是禁食或半飢餓狀態減重法；還有氣功中「玉蟾翻浪功」、「玉蟾吸真功」、「蓮花座功」，也是禁食或半飢餓減重法。上述方法已用了幾個世紀，如今它流傳更廣泛，更受肥胖者的青睞。

如果想在非睡眠狀態2～3天內減輕0.9～3公斤體重，最簡單的辦法是不進任何食物，僅喝大量的水或無熱量飲料，併服用維生素和礦物質各一、二片。此後，如果希望繼續使用這種方法進行減重，應該在門診醫生的指導下進行。

另一種方法是每週禁食1～2天，直到體重減輕為止。這種方法在禁食時也只喝水。由於肥胖者多是剩餘能量轉化脂肪，日積月累導致肥胖，因此每週使胃腸排空一次，既能清理胃腸積滯，又不使多餘能量轉變脂肪貯存。事實上，無論你採用什麼減重方法，只要減少攝入的熱量，就在某種程度上做了飲食節制或調整結構。每週1～2天完全不吃食物，就可以僅在1～2天內減少攝入許多熱量，達到減重的目的。

在醫生的指導下，許多人堅持這種減重方法達八天至一個月，能減少20％的體重。一個嚴重肥胖者禁食1～2天，甚至5天均無害。病人在禁食的最初一至二天內感覺飢餓，過了3～4天後出現輕度酮血症，飢餓感逐漸消失，以至食慾完全消失。可能感覺疲勞無力，血壓下降，特別容易出現體位性低血壓，偶然心律不齊，尿量偏多，體重開始下降，頭幾天減重很快，每日約高達0.5公斤以上。這種減重方式，每天必須飲8～10杯水，並服用維生素和礦物質各一至二片。

用這種方法，很快可以減輕體重；另一方面，證明超重的主要原因是由於進食太多所致，而不是代謝不平衡。

如果想繼續禁食1～2天，或更多時間，不妨再找更多的肥胖者一起進行減重，這樣可以相互鼓勵，相互提醒。

12-2 調整飲食結構——自我監控減重法

自我監控減重法是靠肥胖者的意志和感覺控制飲食量或調整飲食結構來減重。要達到顯著效果，同時要限制高脂肪及糖類食物的攝入量，多吃新鮮蔬菜、低甜度水果和瓜類、禽蛋類、各種魚及海鮮等。

此法可分兩個階段：

第一階段為正常期，要求進食儘量定時。監控飲食量，使得每日中、晚兩餐進食前半小時產生飢餓感。由於肥胖者不耐餓，故一般要等待一、二個月慢慢習慣後再進入第二階段。

第二階段為減重期，要求控制飲食量，使得每日中、晚餐進食前一小時產生飢餓感。按此方法每天堅持自我監控飲食的量與質，就能使體重下降。如果配合適當的運動，最好早上空腹喝一杯涼開水或減脂茶後做耐力運動，如慢跑、跳舞、游泳、打拳、打球、練劍、減肥操等，效果會更好。當體型和重量達到滿意的程度時，飲食監控量就可以恢復到第一階段，最好做到半飢半飽，並能長期堅持養成良好飲食習慣，以使體型和體重保持相對穩定不變。

減重者將日子分為保養日、減重日、休假日三種形式；假日外食機會多，覺得吃得比較多時，隔天就要施行減重日，吃低脂低熱量的減肥餐減重，之後再恢復保養日的中低熱量飲食。

人類在長期的進化過程中，就具備了耐飢餓的本領。自我飲食監控減重的飢餓時間較短，不會對身體造成損害。利用適當的飢餓感，使肥胖者的脂肪代謝功能恢復正常，多餘的脂肪消耗掉，此法不用太忌食，不會影響人體器官組織，是一種安全而有效的減重法，也是一種預防復胖的方法。

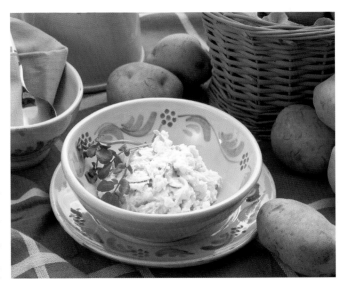

12-3 細嚼慢嚥

　　良好的飲食習慣，首先是養成不吃甜食、零食、大量的高脂肪食品和睡前夜宵的習慣，並且在吃飯時要細嚼慢嚥，不能狼吞虎嚥。細嚼慢嚥可使食物充分與唾液混合，既有利於營養素的消化吸收，也可達到減少食量、出現飽腹感和減重的目的。

　　根據國內外許多的臨床實驗顯示：減慢進食速度可以減重。實驗顯示：用同樣的食物同樣的量進行觀察，結果發現，肥胖男性用8～10分鐘就吃完了，而纖瘦者卻用13～16分鐘；肥胖女性花費11～13分鐘，而纖瘦女性卻需用15～18分鐘。另外，對於食物從口到吞嚥進行咀嚼次數作了調查，發現肥胖男性只用7.7次、女性用了8.1次，而普通男性是8.9次、女性是9.4次。根據上述結果應用於減重實驗，肥胖男性經過19週後，體重減輕了4公斤，肥胖女性經過20週，體重減輕

了4.5公斤。

　　關於細嚼慢嚥的減重原理：食物進入人體後，體內的血糖會升高，血糖升高到一定水平，大腦飽食中樞就會發出停止進食的信號。如果進食太快、狼吞虎嚥，食物還沒來得及消化成血中血糖，人們往往已經吃了很多或過多的食物時，飽食中樞才發出停止進食信號，當然你就會日積月累而成為肥胖者。

養成良好的飲食習慣

　　「夫勒差氏咀嚼法」在美國轟一時，就是此種成功減重法的例子；美國有個富翁叫夫勒差，49歲，非常喜歡吃美食，體重達90多公斤，每日疲備不堪，影響日常生活。為此他到處求醫問藥。一次，他聽人介紹說，每天吃食物細細嚼慢慢嚥下，可以防止疾病和減重。於是，他為自己規定，每餐飯咀嚼2000多次，時間約30分鐘。結果使這位富翁大獲裨益，飯量吃不到以前的一半，就有飽腹感了，體重也因此逐漸下降，四個月後減到70公斤，不但少量食物就滿足了他的需要，並且蔬菜逐漸代替了高脂肪高熱量食品，而逐漸恢復了20年前步履輕快、對繁忙事務應付自如的青春光彩。所以，建立良好飲食習慣的確是一條合乎科學而簡單易行的減重方法。

12-4 刷子減重法

沒想到刷子除了清洗東西外,也能用來幫助瘦身喔!只要利用洗澡時用刷子來刷肌膚,不但能夠幫助血液循環與代謝,還可幫助去角質,更可以軟化皮下脂肪,進而達到瘦身功效。而且利用刷子來幫助瘦身,不僅洗澡時能順道刷洗,就連平時也能夠直接乾刷,只要針對想瘦部位稍加使力刷一刷,但不要過度用力刷破皮,經過一段時間曲線就越來越明顯,甚至可達到瘦身效果唷!

●肩頸刷法

【方向】➡ 由遠心端往近心端刷

A. 由頸部向肩膀處,單一方向螺旋刷出約1～2次。

B. 由頸部往肩膀處,單一方向沉穩有力的直刷。

C. 再輕輕拉回至頸部,重複 B 和 C 約2次。

刷子的挑選

使用天然材質刷毛

刷子的刷毛建議馬毛或豬鬃毛等材質,不要使用化學纖維或尼龍材質,不但刷毛較硬,也較容易產生靜電,影響健康。另外,建議可以搭配選擇長柄刷子,如背部等部位不易刷到的部位,就可輔助使用。

●手部刷法

【方向】➡ 由遠心端往近心端刷

A. 從手指到手臂,單一方向螺旋刷約1～2次。

B. 從手指到手臂,單一方向沉穩有力的直刷。

C. 再輕輕刷回至手指部位,重複 B 和 C 約2次。

注意

關節部位因為角質較厚,可螺旋刷洗多加2～3次。

●腹部刷法

A. 從腹部右邊向左,單一方向用螺旋方式,刷肚臍上方部位約1～2次,再刷肚臍下方約1～2次。

B. 由腹部下方單一方向往上刷,約2～3次。

●臀部刷法

A. 從臀部兩側，螺旋刷到臀部中央，再用力螺旋刷往上方。

B. 由臀部下方單一方向往上刷，約2～3次。

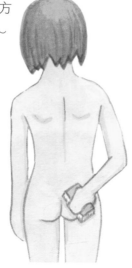

刷澡時要注意保暖和通風，以免因為室內空氣煙霧，而受涼或暈眩。

中醫師的小叮嚀

1. 飯後不要馬上刷身體。
2. 刷完澡建議塗抹保濕產品，並可喝杯牛奶，但是不要立刻吃甜食。
3. 在洗澡時，用刷子刷肌膚的時候，要注意保暖和通風，以免因為室內空氣煙霧，而受涼或缺氧導致暈眩。

●背部刷法

【方向】➡ 上下來回刷背，直到肌膚有微熱感即可。

●腿部刷法

【方向】➡ 由遠心端往近心端刷。

A. 從腳到大腿，單一方向螺旋刷約1～2次。

B. 從腳到大腿，單一方向沉穩有力的直刷約2次。

C. 再輕輕刷回至腳掌部位，重複Ⓑ和Ⓒ約2次。

注意 哪些人不適合刷子減重法

！經期來的時候。
！皮膚有破皮部位。
！皮膚有瘀腫現象。
！溼疹、血友病。
！發燒、身體不適。

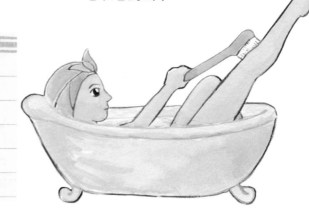

第3部
簡單好做
瘦身運動

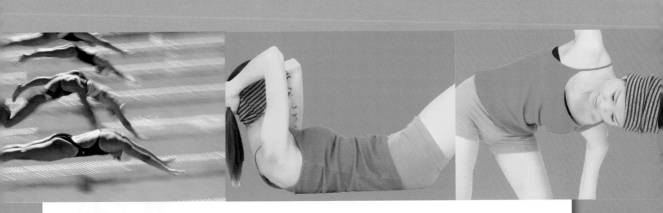

13 輕鬆打擊5大肥胖部位

13-1 瘦大腿

1.蹲臀

A. 站在椅子左側，左手叉腰，右手扶椅背，兩腳左右分開。

B. 上身保持正直，雙腿緩慢彎曲至大、小腿與地面成90度，稍停、再緩慢伸直。

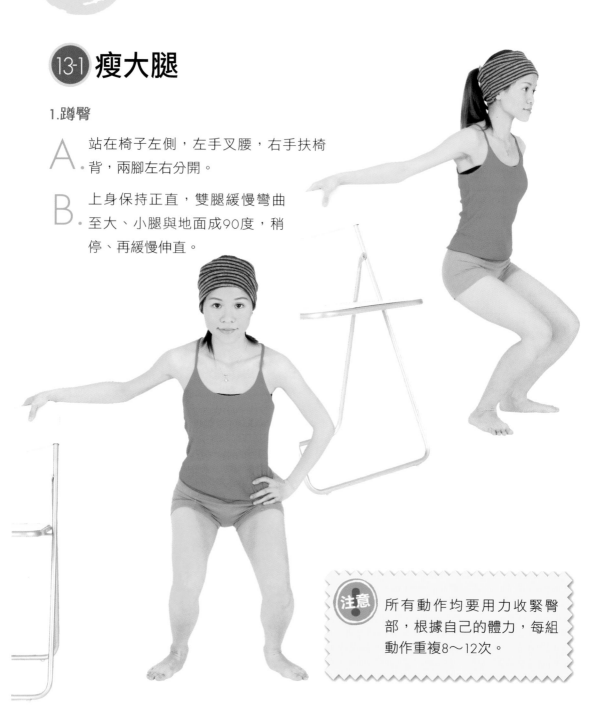

注意 所有動作均要用力收緊臀部，根據自己的體力，每組動作重複8～12次。

108

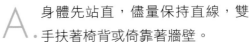

2.抬腿運動～消除後大腿的贅肉

A. 身體先站直，儘量保持直線，雙手扶著椅背或倚靠著牆壁。

B. 左腳擺正，右腳向外張開。

C. 慢慢的將右腿儘量向後抬高，最好能在最高點稍停10秒後，再慢慢地將右腿放下。

D. 換腳續作上述動作。

 瘦小腿

A. 左腿向前跨出一小步，右腿向後跨，做弓步狀。

B. 左手撐在左腿上，上身向前傾，身體向前下方做推壓，停5秒後上抬還原。

C. 左右腳交換，重複前二步驟。

> **注意** 雙腿邁開做弓步和下壓動作時，幅度調整至自己舒適為準，運動時會感到腿部肌肉有拉伸感。

13-3 瘦腰腹

以下三套動作
分別單獨進行或整合都可，
一天只要10分鐘，
不要偷懶哦！

躺臥三式- ⓐ

A. 躺平，雙腿併攏伸上伸直（運用到腰腹部的力量）。

B. 背和臀部也同時向上挺直約10秒（離開接觸面）。

C. 然後慢慢放落重複次數依自己的能力來衡量。

躺臥三式- ⓑ

A. 躺平，雙手抱於腦後身體伸直（屈膝可）。

B. 用腰腹部力量，使身體坐起再躺下。

注意 可依自己的體能來決定每次運動重複次數。

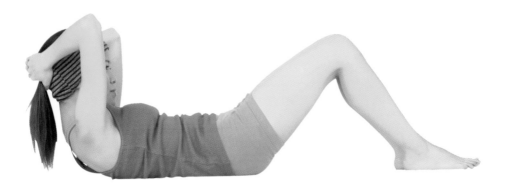

躺臥三式- ⓒ

A. 躺平，運用身體的腰腹部的力量
把雙腿向上舉。

B. 同時上半身向前挺起，雙臂平伸
（身體此時成屈型）。

C. 試著讓雙臂和兩腿
互相碰觸到。

注意 可依自己的體能來決定每次
運動重複次數。

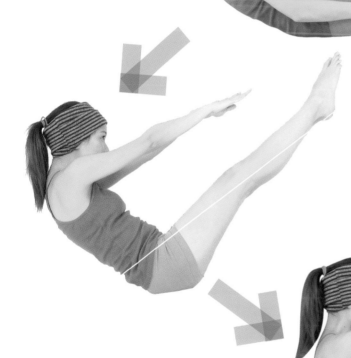

站立式

A. 雙腳開立比肩略寬,右腳腳尖外展,左腳稍內扣。

B. 兩臂側平舉,身體向右側屈右手握住右腳腳踝,眼睛看左手指間指向的方向。

C. 停頓約5~10秒,慢慢還原,兩側交替進行。

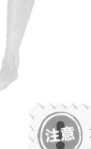

 注意 注意上身與腿保持同平面,髖關節不彎屈。

坐姿式

A. 兩臂盡量上舉,雙手並掌。

B. 上臂盡量靠緊耳側,感覺背部和肩部向上拉伸,收腹挺胸。

C. 每次堅持10~15秒,重複2~3次。

13-4 瘦臀部

很多女性因臀部較大或鬆弛下垂而感到苦惱，下面就為你量身準備了一套美臀操，而且站立著就可進行，非常適合辦公室的女性在工作間隙練習。它能透過不同角度的變化，使臀部得到較全面的鍛練。

站立二式➡1.站立屈膝單舉腿

A. 面對牆一臂距離站立，雙掌撐在牆上，右腿儘量彎屈。

B. 左大腿向後抬起，收緊臀部和大腿後側肌肉，停頓約10秒。

C. 然後右腿伸直緩慢還原，換左腿進行鍛煉。

 注意 每隻腳重複10～16次，每次左右腳至少交換做2～3次。

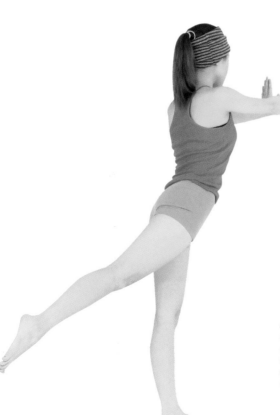

站立二式➡2.站立抬腿

A. 雙腿緊貼站立，雙手按牆而立。

B. 將一隻腳向後拉，持續5秒後將腳放回原位，另隻腳重複動作。

 注意 雙腳輪流重複動作20次。

仰臥式

A. 雙腳微曲平躺地上，雙手平放在兩側。

B. 利用腰力引體上升，維持約5秒後，將身體平放在地上，重複動作15次。

注意 雙腳輪流重複動作20次。

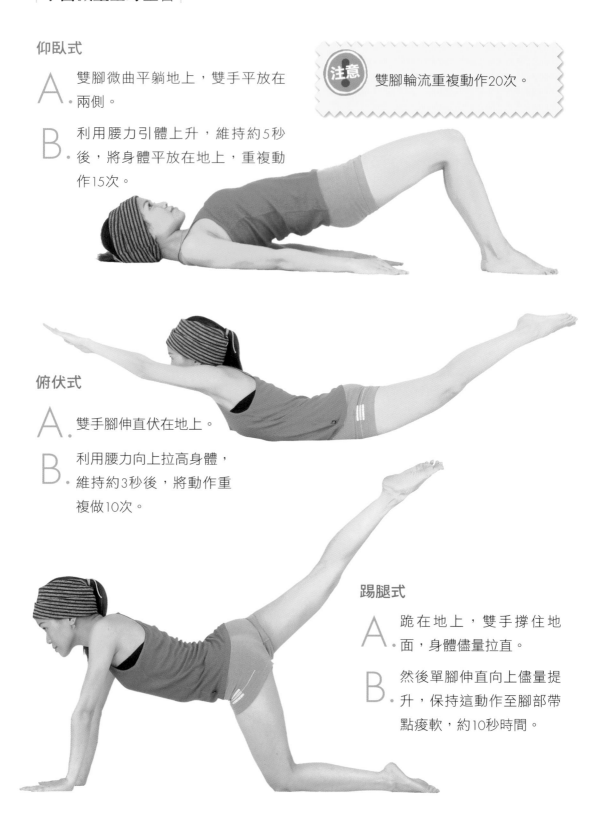

俯伏式

A. 雙手腳伸直伏在地上。

B. 利用腰力向上拉高身體，維持約3秒後，將動作重複做10次。

踢腿式

A. 跪在地上，雙手撐住地面，身體儘量拉直。

B. 然後單腳伸直向上儘量提升，保持這動作至腳部帶點痠軟，約10秒時間。

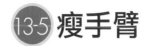 13-5 瘦手臂

1.肱三頭肌臂屈伸

A. 坐在辦公椅上,手在體側支撐住椅子的邊緣,雙腳併攏放在地上,手臂用力支撐身體移出辦公椅。

B. 屈肘,身體下降,雙腿自然彎屈,下降到臀部接近地面時,肱三頭肌用力撐起還原。

注意 肱三頭肌臂屈伸,每次做8～12次。

2.瘦肩臂

A. 找一張高靠背的椅子,端坐椅上,背部緊靠椅背。

B. 右手繞過後腦與抬起的左手相握,保持5秒後換另一側做同樣運動。

注意 動作中頭部稍向後靠,有助於用力。拉伸手臂、肩膀,直到感到有緊繃感為止。

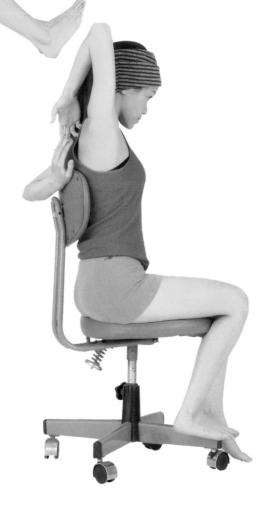

3.握物法

A. 握啞鈴或裝滿水（或砂）的保特瓶，由前而上伸直再往後。

B. 緩緩往前放下，重複此動作15次，做完時上手臂會有酸酸的感覺。

 注意 做這個動作謹記要貼緊耳朵，每天至少要做50次。

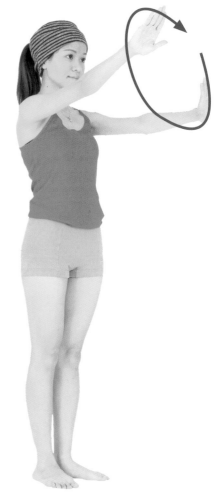

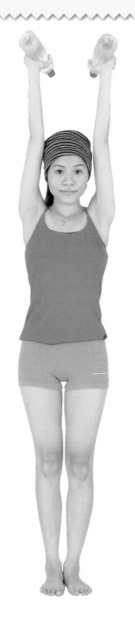

4.畫圓法

A. 雙手向前伸直，兩腳站立與肩同寬。

B. 雙手畫圓，向外畫圓20次。

C. 再向內畫圓20次。

 注意 畫圓不用畫得太大，用手臂的力量，而非手掌。

全身曲線大雕塑──箭步挺身

A. 右腿向前成弓步,膝關節彎屈成90度。

B. 雙臂上舉儘量伸直,靠緊耳側。

C. 肩後展收腹挺胸,停頓約10秒,換另一隻腳。

 注意 雙腿交替為一組,每次做一至二組。

運動要每天持之以恆地做喔!

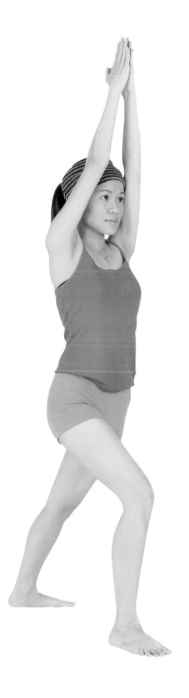

117

13-6 簡單瘦身運動10大守則

1.運動改變體質

光靠運動來減重嚴格說起來是比較辛苦的,因為消耗一公斤的體脂肪,需要跑三次馬拉松所消耗的熱量,而且很多人有錯誤的想法,認為自己已經運動過了,吃吃喝喝一番應該沒有關係。

脂肪細胞其實是由80%的單純細胞,和20%的水分和其他成分所組成。1公克的脂肪熱量為9大卡,因此1公斤脂肪的熱量為 $9 \times 100 \times 0.8$,約為7000大卡,相當於跑三次馬拉松所消耗的熱量。所以消耗100大卡的熱量,慢跑要花12分鐘,步行要花30分鐘以上。但是以熱量而言,熱量卻只相當於一塊蛋糕。但是運動卻有直接燃燒脂肪,還能讓體質改變為較不易發胖的體質,而且運動還可預防減重後的復胖和有雕塑身材功效!

2.減重要搭配運動

人體會因為適應作用,而抑制體重下降,所以有很多患者在剛開始的減重效果最大,一個月可減少3～4公斤,甚至更多,但是進入二、三個月後,體內就開始產生停滯現象,也就是身體起了適應現象。這乃是身體為了配合卡路里攝取量的減少,自行減少消耗熱量所引起的。目的乃在維持生命所不可或缺的基礎代謝量,以便存活下去。而運動可以改變體內引起停滯期時的代謝狀態,也就是藉由重量運動、針灸或推拿,讓體內基礎代謝率加強,增加熱量的消耗,而來持續的讓體重減輕。

3.具有減重效果的運動

想要減重就必須每天進行消耗300大卡的運動。具體的說,就是相當於步行1小時又15分鐘的運動。

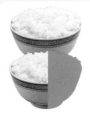

	步行	爬樓梯	騎腳踏車	游泳、跳繩	做家事
=	75分鐘	40分鐘	60分鐘	30分鐘	120分鐘

一碗半的飯300大卡

這個效果的運動相當於爬樓梯要40分鐘，騎腳踏車要1小時，游泳或跳繩要30分鐘，當然煮飯、拖地等家事也要連續做2小時。以食物而言，300大卡相當於一碗半的白飯，一瓶啤酒的熱量。

4.燃燒脂肪

一般在運動15分鐘後才會開始消耗脂肪，所以燃燒脂肪的最好方法，就是要持續運動30分鐘到1小時。

5.運動的次數

每週最好要持續運動3天，才能有效果。如果遇到停滯期時，最好每週持續運動5～6天，才會戰勝停滯期。

6.運動後吃低GI食物比較不會發胖

當你運動後感覺到饑餓，這表示消耗掉一些儲存的葡萄糖（肝醣）。你的肝醣儲存量本來就很少，不做運動的情況下，通常只足夠使用12～15個小時。低度激烈的運動就會讓你消耗掉部分的肝醣儲存量。但是要注意，你的大腦隨時在觀察肝醣是否足夠，如果不足，

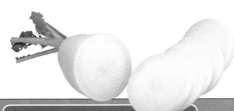

低GI

GI值就是升糖指數(Glycemic Index)，用以評估某項食物在由人體攝取之後，刺激血糖升高的比較標準值。GI值越高，代表越會使血糖快速上升，胰島素大量分泌，也就越容易合成脂肪。GI值的高低與熱量無關，蛋白質、纖維質的含量越高，GI值就越低。如果覺得記憶GI值太麻煩時，其實也有一些重點可以遵守：

● 多吃高纖、蛋、奶類、含醋食品、不吃精緻糖製做的物質如餅乾、蛋糕、冷飲等含有大量精緻糖分的食物，因為精緻糖製做的食物通常是血糖驟升的元兇，不論是基於健康考量、卡洛里計算、或是GI值的評估標準，對於這些食物最好還是能少吃就少吃吧！

● 作所以有些病人為了方便，常常只吃餅乾過日了，尤其是減重期間，但是，體重就是不容易降下來，此時，身為中醫師，還是要教導她們低GI飲食的概念，再輔導一些中藥的降脂飲食餐和針灸來突破並減短減重的停滯期！

它會叫你吃東西來補充。所以，運動後會覺得饑餓，不吃的話大腦會「不高興」，吃太多碳水化合物又會把脂肪燃燒系統給關起來。所以應該吃一些低GI或中GI的食物，讓你趕快停止饑餓而又可以繼續燃燒脂肪。

7.健身運動前的注意事項

1.運動前應當排空膀胱。

2.不要在飯前或飯後1小時內做。

3.運動後出汗，要及時補充茶飲和水分。

4.每天早晚各做15分鐘以上，至少持續兩個月以上，而且次數由少漸多。

8.跑和走的運動效果

從本質上來說，跑與走有共同之處。二者在跨越同等的距離時消耗的熱量相等。但是他們有一個重要的差別，就是時間，如果你用28～30分鐘跑完4.8公里，走就需要大約45分鐘，這意味著在消耗同等熱量的前提下走比跑耗時要多。換句話說，在相同的時間內跑比走能消耗更多的熱量。雖然跑步效率較高，但並不是適合每一個人，原因就是它屬於高衝擊力運動。

發揮跑與走兩種運動形式的長處，就要採取走跑交替的鍛練計畫，它不僅能節省時間，還可達到減重去脂的效果，更重要的是讓你盡情享受室外運動的樂趣。

可以利用一個四星期計畫，每次練習都要在步行中插入幾次短時的跑步。千萬別把跑步練習變成衝刺，它只應比快走稍快一點而已。

9.走路瘦身

如果只用走的方法，可以利用一些技巧來提高走的強度。第一是加快步伐，第二是大幅度擺臂，第三是走上坡路。

很久或從未運動——需要6～8週時間來培養基本的有氧代謝運動能力。首先是一周兩次快步走，每次10～20分鐘，然後每星期每次增加5分鐘，直到可以走25分鐘，此時開始一星期3次。

10.燃燒脂肪的運動

所有運動都可燃燒卡路里，但到底哪些運動才是燃燒脂肪的卡路里呢?答案是低中度激烈的運動，而且最好選擇可以運用到全身的運動（如戶外快走步行、游泳、跳繩、騎腳踏車等）而且運動強度方面可以進行持續性能輕微流汗程度的運動比較好。因為激烈運動燃燒的大多為肝醣，體脂肪消耗量較少。比如快走，快走的速度不至於讓你太喘，而且可維持幾個小時，這種運動燃燒的

大部分都是脂肪。

　　中度激烈的運動，如標準的有氧運動班，通常可維持1～2個小時。這種運動你的肌肉會一半使用脂肪，一半使用肝醣。高度激烈的運動，如運動選手的競賽，通常只能維持30～60分鐘。很明顯的，如果要消除脂肪，我們應該做低度激烈到中度激烈的運動。

　　低度激烈運動除了直接燃燒脂肪之外，它還有更有用的代謝效果。低度激烈運動其實也會燃燒一小部份葡萄糖，所以它會使血糖趨向正常值的最低值。低正常值的血糖可以降低胰島素，這將會使脂肪細胞更能夠釋放脂肪酸，在休息的時候提供能量。所以低度激烈運動可以在運動之後繼續燃燒脂肪，這對於減重者來說是一件好事。

　　當然如果不做運動而只是吃低胰島素的飲食，只要血糖足夠讓的大腦和神經使用，你同樣可以保持低正常值血糖並且燃燒脂肪。但是，如果配合運動，效果將會更好。

　　低中度激烈的運動如快走、游泳、跳繩等，才能消耗脂肪熱量。高度激烈的運動反而消耗的是肝醣，而非脂肪。

簡單好做瘦身運動

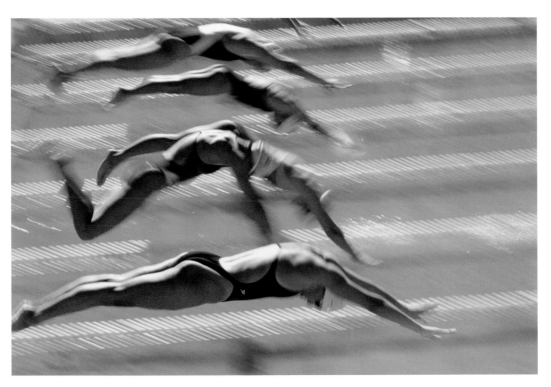

健美體態始於良好生活習慣

苗條始於頭腦,要擁有像瘦子一樣的思維習慣。有營養學家說過:「胖子和瘦子選擇的食物基本一樣,差別在於一次攝入的量不同。」改變以往不加思索選擇食物的習慣,而是用思維來控制自己的選擇。並且吃得慢一些,我們的大腦往往需要20分鐘的時間來得到已經吃飽了的資訊。

良好生活方式是關鍵,就是培養一種健康的生活方式,也就是良好的飲食習慣加上積極的鍛鍊。堅持,並且培養出良好的減重習慣,將這些點點滴滴的方法實行於日常行為中。

A 喝水

正確的喝水會加速減重,這裡說的水是指開水或礦泉水,而不是高熱量的飲料。每天至少喝2～3公升的水,最好慢慢飲入。起床後、早餐時、上午、午餐前、午餐後、晚餐前、晚餐後各一杯。

B 少食多餐

捷克醫學家通過對布拉格一所學校的研究證實,每天三餐的學生與每天五餐至六餐的學生相比,前者學生皮下脂肪要厚得多;這項結果表明空腹時間越長,造成脂肪積聚的可能就越大。醫學家也認為,少食多餐不僅省時間,而且由於空腹時間縮短,可防止積聚脂肪,有利防病保健,增進健康。少食多餐是目前一些西方國家流行的飲食減重新方法。

C 細嚼慢嚥

研究分析認為,食物進入人體後,體內的血糖會升高,當血糖升到一定水平時,大腦的食物中樞就會發出停止進食的信號。如果進食速度過快,當大腦發出需要停止進食的信號時,往往已經過多地吃進食物了。透過「慢食」減重是因為慢食可以減少食物的攝入量。

D 多吃蔬菜水果

蔬菜水果中的植物蛋白或碳水化合物不易轉化為脂肪,蔬果餐有助於減重。

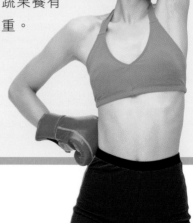

另外減重者在每餐進食時，不能同時進食某類食物，比如，當你吃高脂肪高蛋白的葷菜時，不能喝啤酒和碳酸飲料，也不能吃麵包、馬鈴薯等碳水化合物類食品，因為在食用高蛋白食品時，不食用碳水化合物，人體就不會蓄積脂肪。有些食物具有減重或輕身的功效，例如：冬瓜、西瓜皮、黃瓜、蘿蔔、蕃茄、油菜、菠菜、芹菜、白菜、萵苣、蔥頭、荷葉、山藥、蘋果、菠蘿、菱角、山楂、大棗、桔、龍眼、杏仁、余甘子、松花粉、黑木耳、銀耳、茶葉、冬葵子、赤小豆、燕麥、薏苡仁、菊花、黨參、白朮、陳皮、鯉魚、鱔魚等。

E 低熱量密度減重

使用這種方法可在平時飲食時稍加注意，你可以多注意以下細節：吃水果而不喝或少喝果汁（因為這樣容易產生飽脹感）；喝脫脂奶而不喝全脂奶；喝清湯而不喝濃湯；吃新鮮水果而不吃乾果（因為食物去掉水分後，熱量會上升）；吃水果而不吃餅乾（既無水分又無纖維的餅乾不能讓人產生飽足感，而且即便不含脂肪，熱量也很高），吃水果而不吃沙拉，因為沙拉中的醬汁油脂可能也含有高熱量。

F 別讓自己閒著

無所事事和將食物置放在伸手可及之處，會勾起人的食欲，當閒著無聊的時候，不妨做做家務或轉移注意力到其他地方，如學習。做家務不但令家居整潔，而且也可消耗掉許多熱量；而學習新知識，讀書看報，繪畫等腦力勞動也可達到瘦身的目的，曾有生理學家研究指出，哪怕是最簡單的腦力勞動也可引起身體消耗大量的能量；腦力勞動的強度越大，消耗營養物質就越多。

G 談場戀愛

戀愛中的人新陳代謝會加強，有專家發現，戀愛不但有助健康，而且還可以幫助別人減重。

H 月經周期適當放鬆食欲

女人在排卵後的兩星期內（一般為月經周期的第14～28天）會感到越來越餓，這時燃燒熱量的速度會增快，這種能量增強的需要只有

9％。在這個時候，可以稍微多吃一些，但不可放縱，這樣反而可以避免最後控制不住而減重失敗。

I 運動要持之以恆

運動有助於消耗體內的熱量，但常有人跑步鍛練後體重卻並未減輕。運動減重的起點為300卡的熱量，相當於慢跑5000公尺，如果低於此運動量，效果就不明顯，而且消化系統的變化比運動系統緩慢，當運動量減少時，吸收功能卻依然「旺盛」因而長胖；所以要以運動來減重最重要的就是能夠持之以恆。

J 避免不利於減重的因素

一些對生理和心理會產生影響的因素不利於減重，比如：亮麗的顏色會刺激情緒和食欲，使你吃得更多；快節奏的音樂會令你吃得更多；睡眠不足會令食欲增加；聚餐會令你比自己單獨吃飯平均多攝入44％的熱量。另外大運動量、短時間、快速爆發力的運動也不利於減重。

K 泡澡瘦身

這裡推薦一種粗鹽浴，使用沒有經過人工改造的天然粗鹽泡澡，能在不知不覺中瘦身。將兩匙左右的粗鹽加入40度的溫水中拌勻，然後在浴缸中約泡5分鐘，就要離開浴缸約30秒，這樣反覆2～3次，最後用沐浴乳清潔全身即可。

（注意：可以用沐浴鹽替代粗鹽但不可用食用鹽）

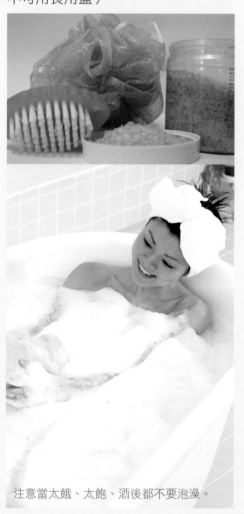

注意當太餓、太飽、酒後都不要泡澡。

第4部
吃吃喝喝瘦下來

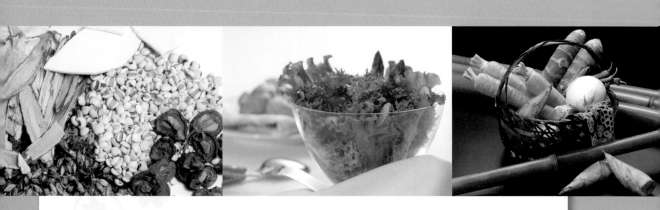

14 簡單方便的減重茶飲

　　茶不僅是中國人最常用的傳統飲料，而且還具有良好的保健、減重功效。《神農本草經》記載：「茶味苦，飲之使人益思、少臥、輕身、明目。」唐朝頤況在《茶賦》中說：「滋飯蔬菜之精素，攻肉食之膻膩，發當吟，滌通宵之昏寐。」指出茶飲有助消化、去油、祛暑和振奮精神。

　　茶有「化痰消食下氣」的功效，當油膩的食物吃得很多，導致腸胃不適時，喝茶有消油脂作用，而咳喘人飲茶也有化痰降氣的功能。

　　日本慈惠醫科大學中村治雄博士曾對福建烏龍茶的藥效成分進行了全面分析和臨床試驗，證明烏龍茶有降低膽固醇和減重功能。肥胖者每天飲五、六杯烏龍茶，四周後膽固醇平均由6.04mmol/L降到5.9mmol/L，體重由六十五公斤下降到六十三公斤。因此日本人將茶看成防治疾病、延年益壽的「靈丹聖藥」。

　　根據科學測定，茶葉含有蛋白質、十餘種維生素、茶多酚、咖啡鹼和酯多糖等近四百多種成分，具有營養調節生理功能多方面的保健作用。茶葉中的咖啡鹼，具有強心、利尿、消食、除膩、減輕疲勞等功效。茶多酚能增強毛細血管的活性，降低毛細血管的通透性，分解脂肪、降低三酸甘油脂和膽固醇等功效。尤其以烏龍茶、普洱茶和綠茶的減重功效最顯著。

兒茶素

　　在人體新陳代謝下，會產生許多不同活性氧分子及自由基，這些會持續企圖傷害細胞防禦力，使細胞受到氧化性傷害，甚至破壞蛋白質，使正常細胞死亡，產生疾病。兒茶素類是茶葉中比例占最高的多酚類，其主要成分有：EGCg（epigallocatechin gallate），EGC（epigallocatechin），ECg（epicatechin gallate)，EC（epicatechin）和catechin。經中外學者實驗報告兒茶素類以其化學結構中含有的氫氧基（OH）愈多，愈能阻止自由基在生物系統中所造成的傷害。所以兒茶素具有抗氧化、抗菌、抗腫瘤、抗病毒、消臭、抑制低密度脂蛋白與血糖上升等功效。

14-1 綠茶的減重功效

常聽說綠茶能夠減重瘦身,到底是不是真的?我們知道喝綠茶能防癌抗老,使心臟健康,但是對於年輕愛美的女性,綠茶真的能夠瘦身嗎?

瑞士日內瓦大學的Dr Abdul Dulloo最近發表在美國臨床營養學期刊的一篇研究報告,證明綠茶能夠加快卡路里,特別是脂肪的消耗,真的有助於瘦身減重。

研究人員以綠茶抽出物的膠囊,和咖啡因,以及對照的安慰劑為研究,看看是不是吃下綠茶膠囊之後,卡路里的消耗會變快。

研究發現,吃綠茶膠囊的一組,卡路里的燃燒加快,而脂肪的燃燒也加快,而咖啡因與安慰劑則沒有這個效果,對於想瘦身的人來說,真是一個好消息。《分泌學》臨床醫學期刊(Endocrinology)的一篇文章,則是更進一步地為綠茶減重提出科學證據。芝加哥大學Tang Center的Dr. Shutsung Liao表示,綠茶中有一種抗氧化物質,稱為EGCG,原文全名為epigallocatechingallate,當實驗室人員抽取出綠茶的該成分,並且以注射方式連續一星期的注入老鼠體內,結果會讓老

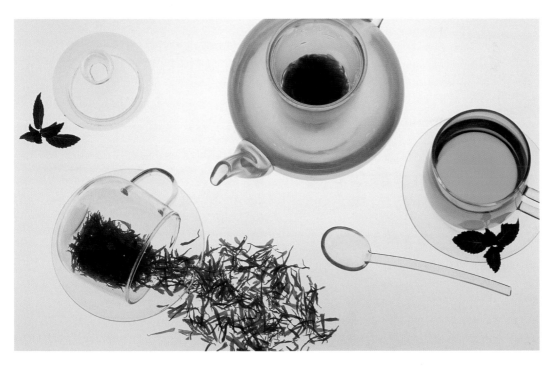

鼠的體脂肪降低。

由此來看，綠茶減重真的是有其根據，只是研究中使用的是綠茶抽取物　20％。但是到底人類要喝多少量才有效？濃縮膠囊到底等於多少杯綠茶？目前仍在研究當中。但是我們相信，天天喝綠茶還是對於減重與健康有幫助，綠茶中有很豐富的抗氧化物茶多酚，能夠防止自由基發生，對於皮膚抗皺也是很好的成分，長期喝還能夠抗癌防心臟病呢！而喝茶之養生、健身、治病的功能，自古即有記載，如唐代《本草拾遺》：「諸藥為各病之藥，茶為萬病之藥。」意思就是說各種藥方僅能醫治各別的疾病，但茶卻能治百病！

＊　＊　＊

茶雖然好處很多，但依然有不適宜喝茶的狀況：

1.孕婦不宜：

喝茶可能會導致妊娠中毒症，並且加重心、腎的負荷量，所以並不適宜喝濃茶。

2.空腹不宜：

若空腹喝茶會刺激胃液分泌，造成胃酸，可能引起胃及十二指腸潰瘍等病症。

3.過敏或虛寒體質不宜：

如果喝下過多性寒的茶，會使體質更趨於虛寒！應該要加味調配適當的藥茶茶飲用。

4.其他疾病不宜：

若是心臟、腎臟功能低下，或是高血壓患者，都不適合飲用濃茶。若是失眠、神經衰弱，或是正在服用鎮定劑的人，也不適合喝茶！

5.隔夜茶不宜：

因為隔夜茶會溶出比較多的單寧酸，所以容易傷胃！

飲茶小禁忌

有一些藥書中有記載飲茶的禁忌，《本草拾遺》這本書提到「食之宜熱，冷即聚痰，久飲令人瘦，使不睡」，這是說飲茶宜熱飲，冷服不好。因為茶是寒性的藥草，寒冷的性質會影響人體脾胃對水分的運化，使水分停聚進而化為痰飲，「去油脂」的作用，使得久服會令人變瘦：「清頭目、醒昏睡」的作用使人精神振奮，難以入睡，所以《本草綱目》也提到「失眠者忌服」。而一般「喝茶族」也不要過量飲用，避免造成失眠、心悸、頭痛、耳鳴、眼花等症，空腹飲茶不要過濃，原本小便頻率、次數多的人，也不適宜服用太多或太濃。

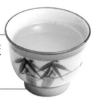

14-2 輕身茶飲21帖

為了增強茶葉的減重作用，許多專家研究出了很多中藥藥茶，在臨床上取得了滿意的療效，現介紹如下：

二陳竹葉茶

成分：陳皮、陳瓢各3錢，淡竹葉3錢，水2000cc

做法：煎煮10分鐘後，過濾取汁於飯後慢慢飲用。

功效：健脾利水、降脂減重。適用於肥胖症、高血脂、腎炎脾虛水腫、尿酸過高者。

七日減脂茶

成分：綠茶15克、七葉膽20克、生決明子20克，水3000cc

做法：以上二藥先用水以大火煮5分鐘後，過濾取汁飲用。

功效：每日飯後當茶飲用（每天要喝完3000cc）。

(忌) 月經來禁喝。

三花茶

成分：玫瑰花、茉莉花、玳玳花、川芎、荷葉各3錢，水2500cc

做法：開水沖泡，每日代茶飲用，連服3個月。

功效：❀玫瑰花：安神、調經補血、消除疲勞、內分泌失調、傷口癒合、養顏。

❀茉莉花：健脾化濕、腹痛、慢性胃炎、潤腸通便。

❀玳玳花：寬腸理氣、減重、去脂、內分泌系統。

❀川芎：驅風止痛，活血行氣，鎮靜，通經。

❀荷葉：消暑利濕、化瘀作用、升發清陽，寬胸利氣、祛痰消腫、活血養胃、降脂減重、提神。

主治：單純性肥胖症。此藥性味甘平，沒有不良作用。適用於素有痰飲、高血脂及肥胖症者。可以瘦身、提氣、減壓；而且此方不像一般瘦身產品用後會有「虛脫」的感覺，適合四季飲用。

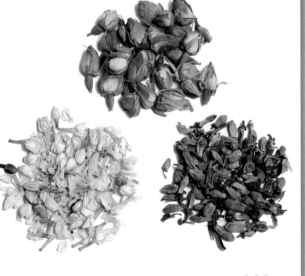

七葉膽茶

成分：七葉膽3錢、綠茶5克、水1500cc

做法：七葉膽稍沖淨，加沸水燜泡5～10分鐘後，將汁液濾過，每日三餐飯前飲用500cc。

功效：利尿、消腫、退黃、降壓，是肥胖兼有水腫、高血壓患者的最佳茶療飲料。

忌 月經期間，腹瀉暫停。

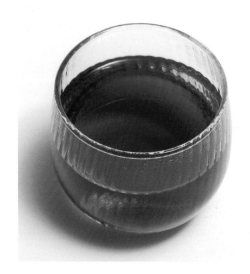

山七茶

成分：川七3錢、山楂5錢、生甘草2錢、水3000cc

做法：以上諸藥慢火煮煎15分鐘，靜置片刻，過濾取清液，每日分數次作茶飲。

功效：袪風散寒、溫經通脈、減重。適用於氣血循環不良的肥胖者。

山楂茶

成分：山楂3錢、丹參2錢、菊花2錢，水1500cc

做法：水煎代茶飯後飲用。

功效：消積、減重、降壓、去脂。多用於肥胖症、高血壓、高脂血症及消化不良者的茶飲，尤其喜歡吃肉食者的減重者可飲用。

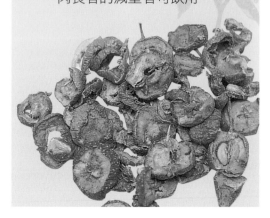

山楂銀菊茶

成分：山楂、金銀花、菊花各3錢，水1500cc

做法：將山楂搗碎，三味藥共加水煎湯，取汁，代茶飲用。

功效：清利頭目、降脂降壓。適用於肥胖症、高脂血症、高血壓病者。

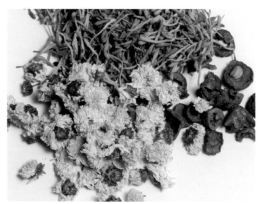

玉米鬚茶

成分：取玉米鬚5錢洗淨，烏龍茶3錢、
水3000cc

做法：慢火煮15分鐘，靜置片刻，過濾
取清液，每日分數次作茶飲。

功效：利水消腫、減重化痰。適用於肥
胖症、高血壓及水腫病人常覺得
下肢沉重，小便短少者。

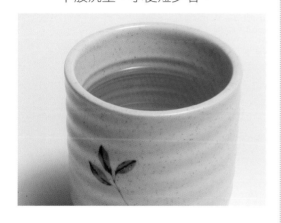

茅根茶

成分：白茅根1兩、綠茶2錢，水1500cc

做法：水煎15分鐘，飯前代茶飲用
500cc。

功效：生津利尿、清膩除濕、降脂減
重。多適用於肥胖兼有高脂血
症、小便不是很通暢，下肢容易
有腫脹感者。

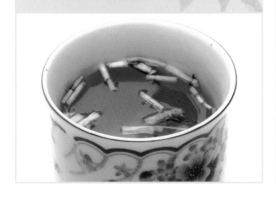

決明茶

成分：生決明子5錢、茶葉和甘草各2
錢，水2000cc

做法：開水浸泡代茶飲。

功效：決明子屬於豆科植物，常用於治
療習慣性便祕。也可單用炒香的
決明子，放在杯中用開水沖泡，
待水變成金黃色就可飲用，味道
非常香。不但口感好且沒副作
用，對老人便祕尤其好用；此方
對肥胖且便祕者效果更好，如果
便祕者要用生決明子。

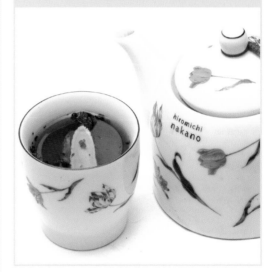

桑根白皮茶

成分：桑白皮1兩、水3000cc

做法：桑白皮沖洗乾淨切成短節，同時
用砂壺盛沸水，隨即投下桑白
皮，煮沸3～5分鐘，即行熄火，
用蓋蓋緊，稍悶幾分鐘，即可隨
意飲用。

功效：逐水祛痰、降脂減重。適用於身
體肥胖，素有痰飲、血壓偏高、
尿量較少、時有浮腫者。

桂花茶

成分：桂花12公克、山楂6公克、黨參3公克

做法：加入適量沸水極少許鹽，可當茶喝。

功效：祛風散寒、溫經通脈，可減重，適用於氣虛肥胖者。

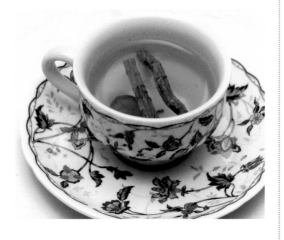

荷葉通腑茶

成分：荷葉2錢、決明子3錢、制大黃1錢、首烏5錢、枳殼1.5錢、水1500cc

做法：開水沖泡代茶。

功效：減重降脂、潤腸通便，適用於肥胖便祕，容易口乾舌燥者。

健脾飲

成分：陳皮2錢，荷葉1.5錢，炒山楂3錢，水1500cc

做法：陳皮、荷葉切絲，和山楂一起，加水煎煮15分鐘後，濾渣取汁，三餐飯後溫服。

功效：健脾導滯，升清化濁，降脂減重。

鉤藤降壓茶

成分：鉤藤、陳皮、菊花各5錢，水3000cc

做法：上藥慢火煮15分鐘，靜置片刻，過濾取清液，每日分數次作茶飲。

功效：祛風化痰、降壓減重。適用於平素有高血壓者，眼睛容易酸澀的肥胖者。

葛花桔皮茶

成分：葛根5錢、桔皮4錢、水3000cc

做法：水滾後煮15分鐘，飯前當茶飲用500cc。

功效：化痰行氣、減重醒酒。適用於咽喉常感到有痰者肥胖，不容易流汗或醉酒者的茶飲。

荷葉飲

成分：荷葉3錢，水2000cc

做法：洗淨切碎，煮後代茶飲用。

功效：減重降脂、清熱消暑。適用於胃口太好的肥胖者，及夏季暑熱口乾舌燥、一直想喝飲料者。

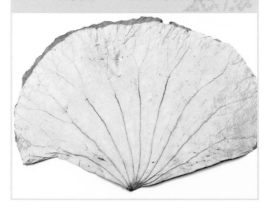

產後苗條茶

成分：山楂3錢、黃耆5錢、薏仁10錢、炒麥芽5錢、茯苓2錢、茶葉適量。

做法：開水沖泡代茶。

功效：適於產後肥胖，配合食療、運動時喝的茶飲，能夠在不傷身，增加代謝情況下成功減重。如果媽媽還在餵母奶時，請將麥芽拿掉，以避免乳汁減少。

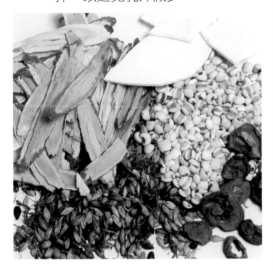

健美茶

成分：茶葉、麥芽、山楂、陳皮、茯苓、澤瀉、六曲、夏枯草、炒二丑、萊服子、草決明、藿香各2錢，水3000cc

做法：水煎煮約15分鐘，三餐飯前飲用，每次500cc，每次療程三個月。

功效：利尿、除濕、降脂、降壓、減重。多用於血脂高、腸胃差，容易脹氣、口臭、腹部油脂比較厚實者。

薏仁茶

成分：茶葉3錢，薏仁2兩、水1500CC

做法：薏仁略炒一下後，倒入鍋中加水泡二小時後，再煮沸轉小火煮30分鐘後，濾汁去渣後即可代茶飲用。

功效：利水去濕，可去除下半身水腫型肥胖。

忌 孕婦忌服。

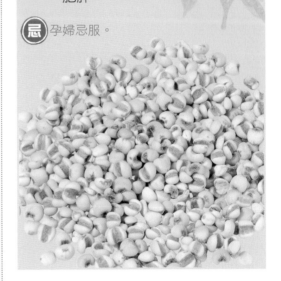

橘皮飲

成分：橘皮、杏仁、絲瓜絡各3錢、水1500cc、代糖適量

做法：將老絲瓜、橘皮洗淨，杏仁去皮一同入鍋，加水燒開，用文火煮20～30分鐘，稍涼去渣，加入代糖拌勻，當茶喝。

功效：橘皮化痰去濕，杏仁開宣行氣，老絲瓜化痰祛風。本品具有祛痰降濕的特點。

主治：本茶飲適用於體型肥大，食量多，喜食甘美肥膩的食物，而且常常胸痞脘悶，平素痰多、肢體沈重倦怠、怕熱者。

15 飲食瘦身祕訣

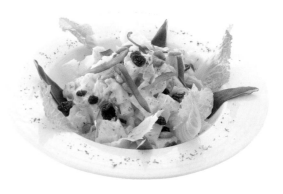

中醫食療是祖國醫學的重要部分。早在二千多年前，就有了專門掌握飲食營養的「食醫」。

藥膳是以藥物和食物為原料，經過烹飪加工製成的一種具有食療作用的膳食；中國傳統醫藥知識與烹調經驗相結合的產物，既不同於一般的中藥方劑，又有別於普通飲食，它是以中醫藥理論為指導，以烹調為手段，以防病治病、保健強身為目的，是一種兼有藥物功效和食品美味的特殊膳食，它不僅使食用者得到心理與感官上的享受，而且可以達到滋補或治病的效果。中國藥膳源遠流長，廣泛用於美容、保健、益壽與防病治病各個方面。在減重方面，藥膳也發揮重要的作用。

中醫學認為，飲食失節是發胖的原因之一，如平日過食肥甘，沈溺於高粱厚味，飲酒過度等。以肥人多濕多痰的基本理論指導臨床，多採用「清淡祛痰，清竅利水」的治療原則，提出肥胖者宜忌煎、炸、油膩、忌煙酒辛辣，多食蔬菜與豆製品，佐以瘦肉；口味宜清淡，少用鹽。與現代醫學理論相符。

在《食療本草》、《本草綱目》、《政和本草》等經典著作中提及多種動植物與驗方：如荷葉、目蓿、赤小豆、茶、鯉魚、野雞、冬瓜等均有減重作用。這些食物其功效緩和、副作用少，是值得推薦的減重食品。

飲食減重的原理

飲食減重是通過限制熱量的攝入，使熱量呈負平衡，而使體重下降。

●攝入熱量的標準

輕度肥胖：只需要一般控制熱量的攝入，適量減少碳水化合物及脂肪的攝入，不必嚴格要求。

中度肥胖：要較嚴格控制熱量的攝入，攝入的熱量以男性1500－2000大卡/日，女性1200-1500大卡/日。以此標準

準，熱量負平衡約每天1000大卡，即每週7000大卡，消耗3000大卡就能減去約0.5千克脂肪，這樣每週可以減去體重約1千克。

重度肥胖：要更嚴格控制熱量的攝入，以生理上能耐受為度，但對因重度肥胖而不能工作者，要按此標準控制一個階段，攝入熱量為1000～1200大卡/日。

其他主要營養的標準

進行飲食控制者每日攝入其他營養的標準為：

蛋白質：100克/日。

碳水化合物：150～200克/日。

其餘熱量由脂肪補充，應特別控制動物脂肪的攝入。

近年來，用低熱量飲食法治療肥胖症引起人們的廣泛興趣，多數人認為在治療期間，仍然可以補充少量食物，而不是完全飢餓。

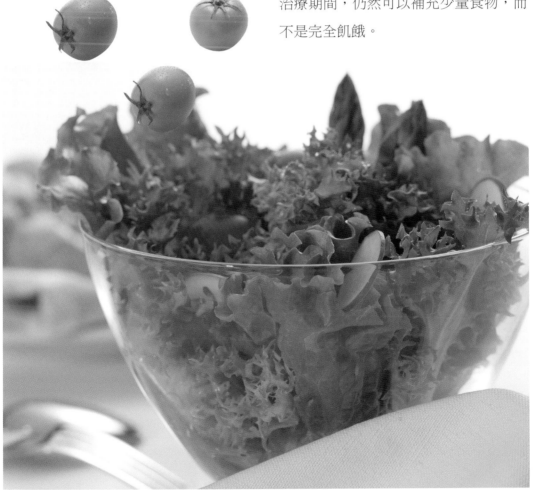

外食族不發胖小祕訣

各種餐廳林立，在外進餐的機會愈來愈多，雖然在減重，但與家人、朋友的聚餐依舊難免，其實只要注意選菜技巧，還是可以大快朵頤。

西餐

* 湯類：西餐的湯大致可分為濃湯和清湯兩大類，濃湯在製作時是以大量的麵粉和牛油調和而成的，熱量極高，所以應選擇清湯。

* 麵包：一個小餐包或一小片法國麵包塗少量奶油，可作為主食來源，大蒜麵包含油太多不適合。洋芋也屬於主食類，因此若選擇1/2個烤洋芋時則必須減掉一小片麵包或一個小餐包的份量，帶梗的玉米1/3根可換算1/4碗白飯或2/3片麵包。

* 沙拉：小黃瓜、蕃茄、蘆筍、青花菜、四季豆、美國生菜、紅蘿蔔等蔬菜配製的生菜沙拉是很好的選擇。調味用的沙拉醬多為油、糖、蛋等調製而成的，所以最好自備低熱量沙拉醬，或只加少許。

* 肉類：西餐肉類以海產和雞肉為較佳的選擇，因為含油量較少。在西式自助餐中常供應許多各式各樣碎肉製成的火腿、香腸等，含油量不少，只能少量選用。肉類的烹調方式以烤的為最佳，不要選油炸的。

* 甜點：甜點最好選用新鮮水果或無糖果凍。

* 飲料：茶或咖啡加代糖是很好的飲料，液狀奶精的主要成分有植物油、奶粉，脂肪比例佔28%（一個10ml的奶精球熱量約30卡），要注意食用量，可用鮮奶代替。不論罐裝或新鮮果汁及汽水都不宜飲用。

* 披薩：熱量也高，只可偶爾吃吃。

日本料理

日本料理除了油炸食物外，大都為水煮、清蒸或生食的食物，用油量較少是其優點。

* 生魚片及醋物：魚類及海產沾芥末或薑醋汁食用是很好的肉類來源。

* 壽司：可取代主食及肉類食用。

* 油炸食物：炸蝦去麵皮後可作為肉類來源，炸芋頭及蕃薯則必需取代主食，由於含油量仍高，少選用。

* 燒烤類：鹽燒類食物為較佳的選擇，其它醃泡後再燒烤的食物因多是加糖醃泡，較不合適，如烤鰻、味噌魚。

* 碗蒸食物：如茶碗蒸等，每碗可當做一份肉類計算。

* 湯：傳統日本湯類多清淡無油，很適合食用。

* 飯類：玉丼、親子丼、生丼等、每份約2至3份肉類、4至6份主食、2至

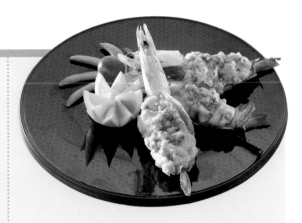

5份油脂，油炸物若將麵皮去除，可減少許多油脂攝取。

* 麵類：各種鍋燒麵，每鍋約2份肉類、2份主食、少許青菜

* 手捲：各種蔬菜搭配的手捲如不加沙拉醬是很好的蔬菜來源，如果有米飯或肉類則必需計入主食及肉類份量

* 火鍋：壽喜燒火鍋的湯汁中加入很多糖，不宜食用。其它火鍋可依自己可食用之主食、肉類份量食用

中式自助餐、麵點

* 蒸、煮、烤、燉、燻、滷的食物因用油少，是較為合適的選擇。

* 若選油炸的肉類需選可去皮者（如炸雞腿）於去皮後食用。

* 沾粉或勾芡黏稠的菜式不適合。

* 碎肉製品如肉丸、肉餅、火腿、香腸或其它不明成分的食物不適合。

* 多選擇青菜可增加滿足感，但應先將湯汁滴乾以減少油脂攝取。

* 勿將任何湯汁泡飯吃，因湯汁中含多量的油或太白粉或麵粉。

* 用清湯代替濃湯並撇去上層浮油。

* 糖醋、醋溜類菜式最好少選用。

* 吃湯麵時，可要求將高湯或牛肉湯改為清湯，並多加青菜，再依自己計劃的份量食用即可；客飯及燴飯類的選用原則與自助餐一樣；炒飯及炒麵則因吸油量大，肉類及蔬菜份量少，最好少吃。

火鍋

各式火鍋對減重者或維持理想體重者而言是很好變換口味的方式，但仍要注意量的控制。可依據計劃的份量選擇含油量較少的魚、蝦、花枝等海鮮及較瘦（白色部份較少的）的豬、牛、羊肉；芋頭、玉米、冬粉屬於主食類可取代米飯；各種蔬菜可多吃，但要注意：

① 沾食用的沙茶醬、花生醬、芝麻醬含油多，可先將上面的油去掉，且少量沾食。

② 選新鮮的瘦肉類，因為火鍋料如蛋餃、蝦餃、魚丸、肉丸、甜不辣等都是高熱量食物，含有大量看不到的肥肉及澱粉質，儘可能少吃。

③ 喝湯前別忘了先將油撈去再喝。

速食店

一般速食店的食物多屬油炸、高熱量、高澱粉的食物，蔬菜的份量很少，請節制食用。

15-1 生機蔬食

藥食同源,古有明訓,不少瓜果穀蔬,既可供飽腹享用,又可用於防病治病。

我們每天都離不開蔬菜,蔬菜的主要營養成分,按其結構及可食部分不同,可分為葉菜類、根莖類、瓜茄類和鮮豆類等。其所含的營養成分,因其種類不同各有特點。

1.葉菜類:

包括白菜、菠菜、油菜、捲心菜、韭菜、芹菜及蒿菜等,主要提供胡蘿蔔素、維生素C和維生素B2。其中油菜、莧菜、雪裡紅、薺菜和菠菜含胡蘿蔔素及維生素C較豐富,如每百克菠菜中胡蘿蔔素可達3.87毫克;其中無機鹽的量也較高,尤其是鐵,不僅量多而且吸收利用率也較高,因此是貧血病人、孕婦和乳母的重要食品。蛋白質的含量較少,平均約2%;脂肪含量少,平均不超過0.5%;碳水化合物一般不超過5%。

2.根莖類:

包括胡蘿蔔、馬鈴薯、藕、山藥、芋頭、蔥、蒜和竹笋等,其營養成分各

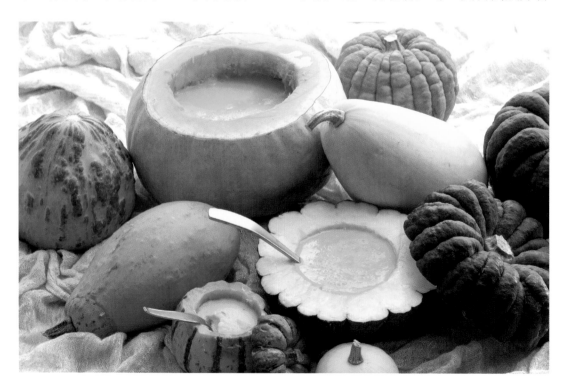

不相同。馬鈴薯、山藥、芋頭、藕和甘薯中含澱粉較高，約15～30％，以甘薯為最高，達29.5％。胡蘿蔔含有較高的胡蘿蔔素，每百克可達3.62毫克。蛋白質和脂肪含量普遍不高，其中馬鈴薯和芋頭中含蛋白質相對較高，約2％。根莖類也含有鈣、磷、鐵等無機鹽，但含量不多。

3.瓜茄類：

包括冬瓜、南瓜、西葫蘆、絲瓜、茄子、蕃茄和辣椒等。瓜茄類的營養素含量均較低，但辣椒中含有豐的維生素，無論形態大小、顏色青紅，均含有富的維生素C和胡蘿蔔素。如每百克辣椒的維生素C含量高達185千克，較一般蔬菜高幾倍。蕃茄、南瓜和西瓜等含胡蘿蔔素和維生素C也較多。每斤番茄含維生素C的量相當於二斤香蕉、或二斤半蘋果、或三斤梨；如每人每天吃2～3個蕃茄，就可以滿足一天中對維生素C的需要。此外，因蕃茄本身含有機酸，能保護維生素C不受破壞，故烹調損失要少得多。

4.鮮豆類：

包括毛豆、碗豆、蠶豆、豇豆和四季豆等。其蛋白質。碳水化合物、維生素和無機的含量均較其他蔬菜高。有些地區鮮毛豆中蛋白質含量可達20％以上，含有豐富的維生素C和胡蘿蔔素。鮮豆中的鐵也易消化吸收，蛋白質的含量也較好，所以是一種營養素豐富的蔬葉。

蔬菜是一種理想的經濟實惠的減重良藥，蔬菜含水量多，含糖、脂肪營養物質相對較少，所含熱量較低。當人未進食時，胃腸內通過神經調節，反射性地引起饑餓難忍，如果多吃蔬菜，既能填飽肚子，又因攝入熱量較少而不致發胖。

蔬菜中的水分參加代謝，通過腎臟能很快排出體外，因此多吃含水量多的蔬菜，如黃瓜等能達到減重目的。

有些蔬菜中還含有大量纖維素，人體缺乏消化纖維素的類，故纖維素本身不被吸收，降低了體內熱量的儲備。纖維素在胃腸道停留的時間短暫，加速了食物通過胃腸道的時間，減少了營養物質的吸收，使脂肪難以堆積。有的蔬菜含有某些特殊成分，這些成分有的可以抑制體內糖元轉化為脂肪；有的可以直接促進脂肪消化和利用，達到減脂目的。

總之，多吃蔬菜可以減重。但進行蔬菜減重時，要適當搭配蛋白質，維持機體的營養水平，防止造成營養不全。

哪些是減重蔬菜

日常生活中，蔬菜的品種極多，具有減重效果的有如下幾種：

●蘿蔔

含蛋白質、糖、碳水化合物、鈣、磷、鐵、胡蘿蔔素、維生素、尼克酸。中醫認為蘿蔔有消食、順氣、止咳、化痰、生津、除燥、散瘀、解毒、治咳、利尿、醒酒和補虛等功能。現代醫學研究發現，蘿蔔含膽鹼物質，能降血糖、

減重妙瓜

冬瓜

冬瓜性味甘淡、涼、無毒。利水消腫、清熱解毒。冬瓜子主治腸癰、肺癰、小便淋痛症等；外皮主治水腫。現代醫學研究發現，冬瓜與其他瓜菜不同的是不含脂肪，含鉀鹽高，含鈉鹽量較低，低鈉利尿，減少鈉水潴留。因此說冬瓜是肥胖者的理想蔬菜。此外，冬瓜含有維生素B1、維生素B2、維生素C及鈣、磷、鐵等，其中維生素B1可使體內澱粉糖轉化為熱能，而不變成脂肪，有助於減重。且對需要低鈉食物的高血壓、腎臟病、浮腫病等患者很合適。冬瓜對於防治矽肺及催乳均是良好的藥用食品。

冬瓜的食用方法很多，以燒、燴、蒸和做湯菜為宜。它既可單獨切片或剁塊，燒成湯清味美的佳蔬，也可以與蘆筍、蕃茄、絲瓜片、蘑菇片等做成素食名菜，還可以與魚、肉、蝦、鱔、燕窩等相配，烹製成香濃味鮮的佳餚。在烈日炎炎的夏日，冬瓜與鮮荷葉一起煮湯，還可製成沁人心脾、消暑解渴的減重茶飲。

黃瓜

黃瓜性味甘、涼、無毒。《本草綱目》記載：「黃瓜氣味甘寒、清熱解渴、利小便。」黃瓜含蛋白質、脂肪、糖、鈣、磷、鐵、胡蘿蔔素、維生素B1、維生素B2、煙酸等。黃瓜煮食有利水作用；常吃黃瓜面膚潔嫩、延緩衰老。黃瓜中的維生素對促進人體腸道內腐敗物質排除和降低膽固醇有一定的作用。黃瓜中所含的葡萄糖甘、果糖、甘露醇、木糖等不參與通常糖代謝，故糖尿病人以黃瓜代糧充饑，血糖非但不會升，甚至還會降低。黃瓜中含有丙醇二酸，可抑制糖類物質轉變為脂肪，故有減重功效。黃瓜對增強大腦和神經系功能、保持良好記憶、減慢疲勞有益，可輔助治療失眠。中醫認為黃瓜因性味甘涼，有除濕利水、解毒的功用，可治煩渴、咽喉腫痛、失眠、燙火傷等症。

降血壓。此外，蘿蔔中的澱粉和脂肪，幫助消化，促進腸蠕動，促進脂肪的消耗與利用，直接達到減重的目的。蘿蔔還含有多種，可助消化、防癌。

●辣椒

含蛋白質、脂肪、維生素、胡蘿蔔素、尼克酸、鈣、磷、鐵等礦物質。中醫認為，辣椒是一種溫中散寒藥物，有祛風、行血、散寒、解鬱、導滯和開胃消食的功能。據現代醫學研究，辣椒素防止肥胖的作用，辣椒素調味料能促進脂肪的新陳代謝，防止體內的存積。辣椒內富含維他命C有抗氧化作用，而最新的研究發現，紅辣椒、黑胡椒、咖哩、薑黃素等辛香料，還可以當作抗輻射的保護劑！辛香料能夠保護細胞的DNA不受輻射線破壞，尤其是對於伽瑪射線的傷害，辛香料的保護可說是最徹底。

辣椒內含有較高的維他命C，具有抗氧化作用，可能對人體健康有正面幫助，但是如果吃過量，就很不健康了。辣對於腸胃的刺激性較大，一般人無所謂，但是對於腸胃不好的人，尤其是容易發生腸胃炎的患者，就要特別忌口，不要經常吃過分刺激的食物，像是辣椒、咖哩、咖啡等，最好都要減量。

●蕃茄

合成蛋白質、脂肪、碳水化合物、鈣、磷、鐵、煙酸、胡蘿蔔素及維生素B1、維生素B2、維生素C、維生素P等。中醫認為其具有止咳生津、健胃消食、涼血平肝、清熱解毒等功能，可治口渴、食欲不振。現代醫學研究證明：蕃茄可降低血中膽固醇含量，因由膽固醇產生的生物鹽可與蕃茄纖維相聯結，通過消化系統排出體外。由於人體需要生物鹽分解腸內脂肪，所以人體就需要用膽固醇補充生物鹽，使血中膽固醇含量減少，達到防治動脈硬化和肥胖的功效。

●大蒜

含有豐的蛋白質、微量元素、維生素和大蒜素等多種營養。中醫認為，大蒜能行氣滯、暖脾胃、消症積。能治療脘腹冷痛、水腫脹滿、百日咳、癰疽腫毒、蛇蟲咬傷。現代醫學研究證明：大蒜可降低血壓、降低血中膽固醇和三酸

甘油脂的含量。大蒜可防高血壓、動脈硬化及肥胖；而且大蒜所含的微量元素及有效成分還有抗癌作用。

● 竹筍

竹筍，不僅脆嫩、爽口、清香、鮮美而且營養。竹笙含豐富的蛋白質、脂肪、糖類、維生素、十二種微量元和十六種氨基酸，養生學家認為竹筍具有延年益壽之功。中醫認為竹筍有滋陰益血、化痰消食、解渴去煩、解毒祛痰、明目利便、益氣之功能。由於竹筍屬於低脂肪、低糖類、多纖維的蔬菜食品，有促進腸蠕動，幫助消化，去積食、防止便祕等功能，故對減重、防癌有一定作用。

● 木耳

木耳也是一種高蛋白質、低脂肪、高纖維、多礦物質的有名素食。近年來，發現它有一種多礦物質，能降低血中膽固醇，也能減重和抗癌。

● 大白菜

含蛋白質、糖、鈣、磷、鐵、胡蘿蔔素、多種維生素、尼克酸。中醫認為，大白菜有補中、消食、利尿、消肺熱、止痰咳、除疝氣等功能，可治感冒、凍瘡、矽肺等。由於大白菜含熱量、脂肪、糖都較低，而且較多的粗纖維，能促進胃腸蠕動，防止大便乾燥，故有助減重、預防腸癌的發生。

● 芹菜

芹菜有各種營養素，而且糖份、脂肪及熱量很低，同時含有較多的粗纖維，有降壓助減重作用，能平肝清熱、祛風利濕。可治肝火偏旺、眩暈頭痛、面紅目赤、血淋、癰腫等病。

● 茄子

含蛋白質、鈣、磷、多種維生素、尼克酸等，含脂肪、糖量較低。中醫認為，有清熱活血、止痛消腫作用。可治腸風下血、熱毒瘡癰、皮膚潰瘍等症。可防治高血壓、肥胖症、動脈硬化、腦溢血。現代研究中，也顯示茄子有消退雀斑、蝴蝶斑的功效。

● 薏米

又名薏苡仁、薏苡米，素來是健脾和胃、利濕止瀉、消腫等佳食良藥，一年四季可煲粥煮湯食用。

● 豆芽菜

豆芽是豆類植物的嫩芽，其組織較疏鬆，含水量高，易失水而萎縮，

在烹調時，經不起長時間加熱。加醋可以使豆芽即斷生又不失水軟化，這是因為醋酸對蔬菜中的蛋白質有顯著的凝固作用，使豆芽增強飽滿和脆度，口感脆嫩。

豆芽含有較豐富的維生素，在烹調時，極易氧化而遭破壞，但維生素C在酸性環境中比較穩定，損失較少，所以炒豆芽烹醋，可以達到保存營養素的目的。

同時，豆芽類中含有一種為人們討厭的豆腥氣，加點醋就可達到消除「豆腥氣」。豆芽含植物蛋白、維生素較多，常烹炒、涼拌、煮湯食用，有助於消膩、利尿、降脂、減重。

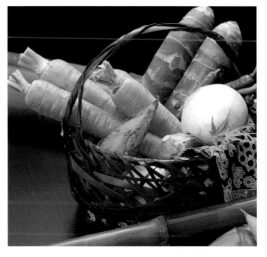

● 花菜

花菜營養豐富，含多種維生素及礦物質，每百克含維生素C 60毫克，是洋白菜的1.5倍。專家研究證實，患肥胖症的人，每天吃一定量的花菜，在短時間內即可減重。

此外，生菜、綠豆芽、角瓜、絲瓜、瓢瓜、南瓜等屬於含水分多的蔬菜，含糖、脂肪及熱量少，多食之有利於減重。芹菜、白菜、韭菜中，含有大量的植物纖維素，可阻止食物中碳水化合物被人體吸收，使脂肪在體內難以蓄積，達到控制體的目的。

蔬菜有利減重，但是，吃蔬菜時一定要講究方法，因為蔬菜中維生素的性質極不穩定，很容易在洗、切、烹調過程中損失和破壞掉。

在洗蔬菜時，不能浸泡過久和洗滌次數太多，以免造成維生素的流失。有人測定，蔬菜在水中浸泡半小後，維生素損失可達17％。蔬菜必須先洗後切，以防維生素滲出過多而影響質量。

蔬菜洗好後也不能用熱水泡，最好隨切隨炒，急口快炒，這樣既能保持蔬菜味道鮮美，又能避免維生素被氧化破壞以使水溶性的維生素流失。

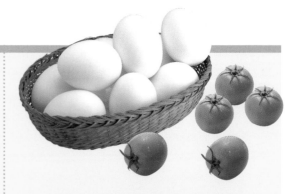

讓人愈吃愈瘦的食物

減重一定要禁口嗎？其實不一定喔！有些食物反而能讓人愈吃愈瘦。隨著人們飲食的越來越精，身體肥胖的人群越來越多，減重成為了不少人的煩惱問題，下面為最適合減重者的食物：

1. 紫菜：紫菜除了含有豐富的維他命A、B1及B2，最重要的就是它蘊含豐富的纖維素及礦物質，可以幫助排走身體內之廢物及積聚的水分。

2. 芝麻：紫菜的「亞麻仁油酸」可以去除附在血管內的膽固醇，令新陳代謝更好，減重就輕鬆得多。

3. 香蕉：香蕉雖然卡路里很高，但脂肪卻很低，而且含有豐富的鉀，又飽肚又低脂，可減少脂肪積聚，是減重時候的理想食品。

4. 蘋果：蘋果含獨有的蘋果酸，可以加速代謝，減少下身的脂肪，而且它含的鈣量比其他水果豐富，可減少令人下身水腫的鹽分。

5. 紅豆：紅豆所含的石鹼酸成分可以增加大腸的蠕動，促進排尿及減少便祕，從而清除脂肪。

6. 木瓜：它有獨特的蛋白分解酵素，可以清除因吃肉類而積聚在下身的脂肪，而且木瓜肉所含的果膠更是優良的洗腸劑，可減少廢物在身體積聚。

7. 蛋：蛋內的維他命B2有助去除脂肪，除此之外，它蘊含的煙鹼酸及維他命B1可以去除身體的肥肉。

8. 葡萄柚：西柚卡路里極低，多吃也不會肥，而且含有豐富的鉀質，有助減少身體的脂肪和水分積聚。

9. 蒟蒻：蒟蒻完全不含脂肪又美味，也是減重必食之物，它的豐富植物纖維更可以使下半身的淋巴暢通，防止腿部腫脹。

10. 菠菜：菠菜可以促進血液循環，這樣就可以令距離心臟最遠的一雙腿，都吸收到足夠的養分，平衡新陳代謝，達到排毒瘦身的效果。

11. 西芹：西芹一方面含有大量的鈣質，可以補「腳骨力」，另一方面亦含有鉀，可減少身體水分積聚。

12. 奇異果：奇異果中除了維他命C是它的強項外，其纖維亦十分豐富，可以增加分解脂肪的速度，避免積聚過多的脂肪。

13. 蕃茄：吃新鮮的蕃茄可以利尿及去除腿部疲憊，減少水腫的問題；生吃的話，效果更好！

15-2 平衡膳食9要素

1 飲食中整體食物的內容含有人體所需的各種營養素。

2 膳食所提供的能量適應不同性別、年齡、季節、職業、環境條件等能量消耗的需求，既不會過高而引起肥胖，也不會過低而引起營養不良和疾病。

3 營養素之間能夠互相配合、調節而不致於失調。

4 膳食中同一種營養素其構成應是多種多樣的，在同一營養素中應與人體正常需要保持平衡。

5 人體對水的需要供給應與人體機能的正常需要平衡。

6 構成膳食中的各種礦物質、維生素要足夠，在人體內的代謝應有利於酸鹼度的平衡。

7 膳食中構成的非營養物質，如膳食纖維等，必須與人體正常的生理需要取得平衡。

8 膳食中的營養供給應滿足人體各個特定的階段（生長發育的兒童、青春發育期及青少年、孕婦、哺乳者、康復期病人等）。

9 平衡膳食應考慮到人們飲食心理上的需求，取得心理上的平衡。如長期進食過於單一的食物，不僅得不到平衡膳食，也不能滿足人體的食慾和正常進食心理的需要。

＊　＊　＊

以上介紹的平衡膳食9要素，主要是針對健康人而言，也適用於病人。

在某種治療情況下，短期不均衡膳食是會出現的，但是這僅僅是出於治療目的。例如，肥胖病患者在一段時間內，可能在營養上不完全平衡；腎臟病人在蛋白質的供應上會根據病情而不斷進行調整。

藥膳導向的平衡飲食，總的目標是

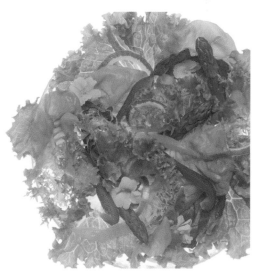

達到在生活過程中，飲食要利於人的發育和生長、利於人類的勞動和創造、利於防治各種退行性疾病及其他疾病、利於人的健康長壽，而在患病過程中則應利於治療與康復。

三餐正常，晚餐清淡

據研究發現，吃飯時間的選擇，對於體重的增加或減少，要比人體攝入熱量的數量及質量顯的更重要。因為人體內各種生理活動過程在一天的各個時間是不儘相同的。通常情況下，早晨要比下午強，下午又比晚上和夜間強。因為糖代謝受到人體生理時鐘的支配，上午是釋放糖元，下午肝糖元釋放逐漸減少，至晚上是貯存起來。這就是人體的新陳代謝波，高峰時間是在早上八時至十二時，因此，肥胖者把進食時間，利用新陳代謝高

養成良好的飲食習慣

● 口味要淡。
● 吃八分飽。
● 多吃蔬菜，少吃葷菜。
● 規律飲食。
● 不暴飲暴食。
● 充分咀嚼。
● 禁咖啡、濃茶，因為咖啡因會刺激胃液分泌，增加食欲。
● 戒酒。因為每毫升純酒精，可產熱量7卡。
● 改掉喜吃甜食、零食、臨睡前吃點心、飯後立即睡等習慣。
● 晚餐要少。
● 睡前3小時勿進食。

低峰來達到減重效果，也就是早餐要豐富（含有各種營養素）、中餐簡單、而晚餐清淡的減重法。

如果因為工作上的需要無法正常作息時就要調整睡眠時間和三餐比例，將睡前那一餐當成晚餐，選擇清淡而好消化的食物，免得睡覺後貯存了多餘的熱量，一樣堅持三餐正常，早餐豐富、中餐簡單而晚餐清淡的原則。

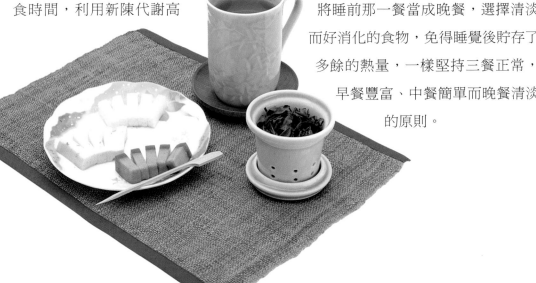

15-3 42道美味藥膳

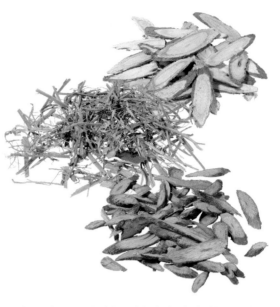

認識藥膳

藥膳有別於普通飲食，應用時須注意食療中藥的性味、藥膳的宜忌、選料與加工、烹調技術等，並要掌握藥材應用的基本原則。

1.食療中藥的性味

食療中藥屬於中藥範疇，中藥的藥性理論同樣適用於食療中藥。食療中藥同常用中藥一樣，各有其不同的性味。在藥膳治療中，不僅要講究非食療中藥材的性味，也要注意食療中藥材的性味，這樣才能取得好的療效。一般來說，**溫性**、**熱性**的食療中藥，如生薑、大蔥、紅棗、核桃、羊肉、小茴香等，具有溫裏、散寒、助陽的作用，可以用來治療寒證、陰證。**涼性**、**寒性**的食療中藥，如綠豆、藕、西瓜、梨、荸薺、馬齒莧、菊花等，具有清熱、瀉火、涼血、解毒的作用，可以用來治療熱證、陽證；還有一類食療中藥，無明顯的溫涼之偏，比較平和，稱為**平性**。再就五味而言，**酸味**食療中藥，如烏梅、石榴等，收斂、固澀；**苦味**食療中藥能清熱、降氣、瀉火、燥濕，如苦瓜清熱解

毒、杏仁降氣等。甘味食療中藥，能補養、調和、緩急止痛，如大棗、蜂蜜、飴糖之補脾和胃、養肺補虛、緩急止痛等。**辛味**食療中藥有發散和行氣等作用，如生薑、大蔥發散風寒，橘皮、砂仁行氣等。**鹹味**食療中藥能軟堅散結，如海藻、海帶等。淡味食療中藥能滲利小便，如茯苓、薏苡仁等。應用藥膳還應注意食療中藥的五味與五臟的關係。**辛入肺，甘入脾，苦入心，酸入肝，鹹入腎。**只有根據性味合理選用藥膳，才能達到滋補身體、防治疾病的目的。

2.藥膳治療的宜忌

就四季補益而言，春季宜升補，夏季宜清補，長夏宜淡補，秋季宜平補，冬季宜滋補。

另外，古代文獻中還記載有一些藥膳配伍禁忌，如黃連、桔梗、烏梅忌與

147

第1部　第2部　第3部　第4部　吃吃喝喝瘦下來

豬肉配，鱉忌莧菜，人參忌蘿蔔等。目前雖無實驗根據，但值得運用時注意。

3.選料與加工

藥膳所用的中藥材和食物都應認真精選。首先要淨選，使之清潔乾淨，無雜質異物、無塵土、無黴或腐爛。還要注意其色、味純正，外形美觀，質量優良。如大棗，以個大、色紫紅、肉厚、光潤無蟲蛀者為佳，個小，色淡紅、肉薄或有蟲唁者不宜用。枸杞子以粒大、肉厚、種子少、色紅、質柔軟者為佳；粒小、肉、種子多、色灰紅者質量較差。

為保證藥膳療效，還應對藥材與食物進行必要的加工處理。有的需切片、切絲、切丁或切段，有的需粉碎為細末，有的則需按中藥炮製的要求進行炮製加工。如山楂，炒焦成焦山楂，可增強健脾助消化作用；炒成山楂炭，則兼能止瀉痢。有些藥材必須經過炮製，以減其毒性或副作用，如炮附子、姜半夏等。

4.烹調技術

優良的藥膳要盡可能保留其營養、有效成分，以更好地發揮治療、保健作用。藥膳烹調是以保持食物和藥材的原汁、原味的特性為主，使食物與藥材的性味緊密結合，並適當佐以輔料進行調

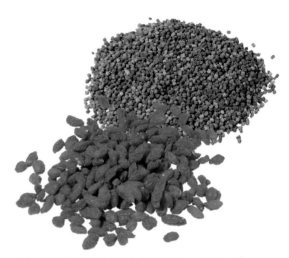

制，使其既具備良好的色、香、味、形，能激發食欲，又能發揮治療、保健的作用。一般食用中藥以及無不適氣味的中藥，可與食物一起（或研成細粉）烹製。若藥物較多或有明顯不適氣味，可用紗布將藥物包好，再與食物一起烹製，藥性即進入食物或湯。服食時要將藥渣去除。也可先將中藥煎煮，濾取藥汁，去渣，再於食物烹調過程中加入藥汁，一起烹製。為減少營養和有效成分的破壞，烹調藥膳常採用蒸、燉、煮或煲湯等法，較少採用炸、烤等法。

藥膳的應用原則

應用藥膳時，除掌握、運用「注重整體」、「辯證施食」外，尚需注意以下兩點。

①「適量有恆、飲食有節」是中醫重要的養生保健原則，藥膳食療同樣應適量而有節制。一次、一日或短期內不

宜進食過多，不可操之過急，急於求成。應根據自身狀況，經常小量服食，持之以恆，久之定能收效。

②處理好藥療與食療的關係，無病者不必用藥，但可適當食用某些保健養生藥膳。藥膳的治療範圍雖較藥物治療更為廣泛，但其針對性和特效性遠較藥療為差。若兩者配合應用，相輔相成，有可能取得更好的效果。

食物的四氣

中醫對食物的分類跟中藥的分類一樣，有所謂的「溫、熱、涼、寒」四氣。

古人把食物跟藥物一樣，分為「熱」、「溫」、「涼」、「寒」等不同的性質，中醫稱之為「**四氣**」或「**四性**」，食物所具有的四氣性質並不能照其字面的意義去解釋，如煮得熱騰騰的食物並不一定就是「熱」性的食物，把食物放涼了以後也並不表示食物的性質就是「寒」性；食物的四氣性質主要依人體吃了這種食物後的所產生的影響或反應來決定，舉個最簡單的例子，為人們喝下一杯烈酒或是吃了辣椒以後，馬上就感覺到嘴巴至全身都開始熱起來，由此身體的感覺就可知酒味與辛辣食物均是「熱」性的食物；或

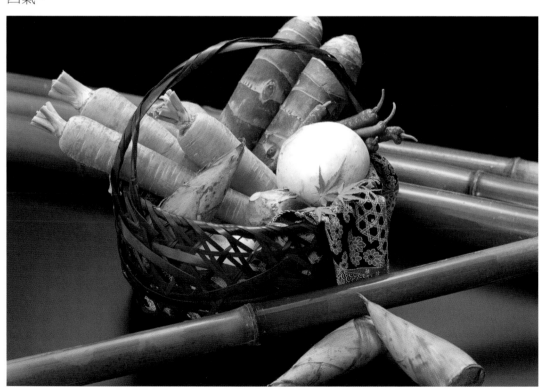

吃吃喝喝瘦下來

149

在冬天吃羊肉後感全身暖和，可以祛寒，但反過來說在夏天吃羊肉，吃後令人上火，使人口乾舌燥、喉嚨發乾、嘴巴破，所以羊肉歸於「熱」性的食物。又如，在大熱天滿身大汗時吃片西瓜令人全身透涼、暑意全消；反之如果在天氣寒冷時吃西瓜，肚子感覺涼涼的似乎連胃都不舒服起來，根據這種身體的反應，古人就把西瓜歸於「寒」性的食物。所以食物所具有的「四氣」性質判別，主要是依照人體吃了該項食物後所產生的熱、溫、涼、寒等四種作用。食物的「熱」與「溫」、「寒」與「涼」的不同則是程度上的差

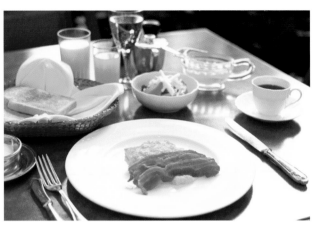

異而已，「熱」大於「溫」，「寒」大於「涼」，有些食物的性質比較平和，介於寒涼與溫熱性質之間，任何體質都可食用，這類食物就被類於「平」性。平時可參考以下表格內的食物，根據個人狀況及需要，善加利用食物的四氣來保健。

食物的四氣（四性）

溫熱性食物	香辛料（辣椒、胡椒、蔥、薑、韭、蒜、芫荽、肉桂、茴香、八角等）、高粱酒、醋、羊肉、雞肉、牛肉、火腿、蝦、鱔魚、鯽魚、龍眼、荔枝、核桃仁、松子、木瓜、南瓜、紅蘿蔔、黃豆芽、紅棗、糯米、紅糖、糖果、巧克力、榴槤等。
平性食物	豬肉、豬心、豬腎、鵝肉、牛奶、鯉魚、蘋果、葡萄、白蘿蔔、蜂蜜、米、玉米、甘薯、花生、蠶豆、芝麻、紅豆，平性食物雖然此處列得不多，但一般日常常用食物仍以平性食物居多。
寒涼性食物	鴨肉、蛋白、蟹、蛤、蚌、海帶、紫菜、西瓜、香蕉、梨、橘、橙、枇杷、甘蔗、柿子、奇異果、楊桃、香瓜、柚子、竹筍、冬瓜、黃瓜、絲瓜、苦瓜、豆腐、芹菜、小白菜、大白菜、菠菜、茄子、蓮藕、茭白筍、薏仁、茶葉、綠豆、綠豆芽、鹽、白糖，一般民間所說的「冷」、「涼」或「退火」的食物即是指寒涼性食物。

食療是中醫的重要材料部分，早在二千多年前，就有了專門掌握飲食營養的「食醫」。《素問·髒氣法時論》就有關於「五穀為養、五果為助、五畜為益、五菜為充」的論述，可見當時對飲食配伍、飲食治療疾病方面已有了相當科學的配伍原則。

藥膳是是以藥物和食物為原料，經過烹飪加工製成的一種具有食療作用的膳食；中國傳統醫藥知識與烹調經驗相結合的產物，既不同於一般的中藥方劑，又有別於普通飲食，它是以中醫藥理論為指導，以烹調為手段，以防病治病、保健強身為目的，是一種兼有藥物功效和食品美味的特殊膳食，它不僅使食用者得到心理與感官上的享受，而且可以達到滋補或治病的效果。中國藥膳源遠流長，廣泛用於美容、保健、益壽與防病治病各個方面。在減重方面，藥膳也同樣發揮著重要作用。下面列舉一些常見的減重藥膳：

輕食類

茼蒿炒蘿蔔

功效：祛痰、寬中、減重。對痰多、喘息、胸腹脹滿之虛胖者尤適宜。

材料：白蘿蔔200克、茼蒿100克、高湯少許、花椒20粒、素油100克。

做法：

1 把蘿蔔切成條，茼蒿切成段。

2 先將100克素油放入鍋中燒熱後，放入20粒花椒，待炸焦後，撈去，再加入白蘿蔔條，煸炒，加雞湯少許，翻炒七分熟。

3 加入茼蒿，調加味精、食鹽適量。

4 起鍋前淋加少許香油即可。

怪味海帶

功效：利水、消腫、減重。

材料：海帶、小紅豆、蘿蔔、山楂、菊花適量。

做法：

1 將海帶泡洗，切絲晾乾。

2 先將小紅豆、蘿蔔、山楂加水與菊花燒開煮半小時，撈掉豆、蘿蔔、山楂後，放入海帶，燜至汁盡、海帶酥爛，起鍋即可食用。

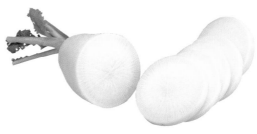

涼拌梨蜇絲

功效：海蜇藥性溫，味鹹，可降血壓去
　　　痰、婦女病，熱量低可預防肥
　　　胖。息、胸腹脹滿之虛胖者尤
　　　適宜。

材料：豆芽菜、白蘿蔔、紅蘿蔔各100
　　　克、海蜇絲50克、水梨50克、
　　　蔥1枝、調味料適量（鹽、香
　　　油、味精、醬油）。

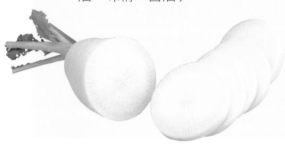

做法：

1. 白蘿蔔、紅蘿蔔、水梨去皮切絲泡
鹽水軟化後擰乾，海蜇皮泡水去鹽
份後切絲，海帶泡水膨脹後洗淨切絲，
蔥亦切成細絲。

2. 將綠豆芽去豆子和根部，放入加
少許鹽的熱水中，加蓋蒸3分鐘後
瀝乾。

3. 將調味料調好備用。

4. 將各料準備好並且拌勻後，淋上
調味料拌勻稍待片刻入味後即可
食用。

浪漫海帶絲

功效：山楂能健脾消滯、利尿解毒，而
　　　海帶含碘量高，對於下半身的肥
　　　胖有利水、軟脂之效。（病後體
　　　虛者及孕婦忌食）

材料：海帶絲80克、蘿蔔絲50克、山
　　　楂20克、醬油、麻油、蔥花、薑
　　　絲、白芝麻等適量。

做法：

1. 山楂煮一碗水後過濾，加入鹽、醬
油、醋、麻油混合。

2. 海帶洗淨，泡水後瀝乾水分，放入滾
水中汆燙二分鐘後撈出。

3. 蘿蔔絲墊於盤底上置海帶絲，食時
淋上山楂汁再灑上芝麻、麻油一同
拌食。

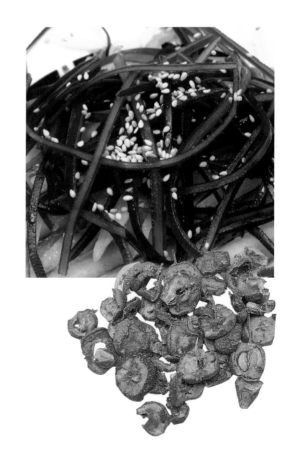

甘菊海蜇皮

功效：黃菊花，藥性甘平。有清肝明目之功，適用於感冒，發熱、頭痛、眼有血絲、高膽固醇等症。

材料：菊花10克、海蜇皮50克、小黃瓜50克、調味料。

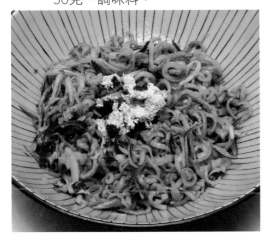

做法：

1 海蜇皮泡水搓洗乾淨後切絲。

2 水煮開，將海蜇皮放入稍燙一下即撈起沖水，至冷卻後浸入水中再泡五小時。

3 菊花洗淨泡軟瀝乾，沖熱水後擰乾。

4 將處理好的海蜇皮絲、菊花放入調味料中浸泡。

5 小黃瓜橫切成絲（或切片）放入淡鹽水中泡軟，瀝乾水分後，再放入調味料浸泡。

6 將菊花、海蜇皮絲、黃瓜撈起後，即可食用。

涼拌三皮

功效：利濕減重。適用於肥胖症，小便不利，頭面四肢浮腫者。

材料：西瓜翠衣200克、冬瓜300克、小黃瓜400克、紅辣椒絲5克、鹽、味精適量。

做法：

1 把西瓜皮刮去臘質外皮，冬瓜皮刮去絨質外皮，黃瓜去瓤心洗淨。

2 三種瓜類分別用不同火候略煮熟，待冷，切成塊，置容器中，加入適量鹽、味精，醃十二小時後，即可食用。

粉紅蒟蒻絲

功效：利濕減重。適用於肥胖症，小便不利，頭面四肢浮腫者。

材料：蒟蒻20克、山楂20克、小黃瓜四條、小蕃茄兩個、水200cc、調味料適量。

做法：

1 蒟蒻先汆燙備用。

2 小黃瓜、蕃茄洗淨後拍碎。

3 山楂煮一碗水後過濾，加入鹽、醬油、醋、麻油混合。

4 將3淋在蒟蒻絲和小黃瓜、蕃茄上即可。

韭黃拌雞絲

功效：當歸，藥味甘、辛、苦，藥性
　　　溫。可補血、調經，適合月經剛
　　　結束時食用，減重不減健康。

材料：當歸兩錢、雞胸肉80克、韭
　　　黃50克、紅辣椒絲5克、水
　　　200cc、調味料適量。

雞胸肉油脂較少，
是適合減重者
食用的肉類。

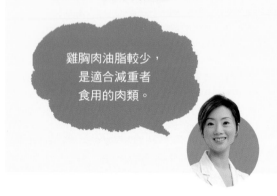

做法：

1 當歸洗淨放入小砂鍋，內加一碗水
　用大火煮開，改小火再煮半小時，
將水煮至剩下半碗。

2 將雞肉的皮和脂肪拿掉，兩面塗少
　許鹽，灑上胡椒粉稍醃一下後，將
水煮開後放入蒸15分鐘後，切成細絲。

3 韭黃洗淨瀝乾切段，放入加鹽的沸
　水中燙一下，沖水瀝乾。

4 將當歸湯過濾後倒入雞肉、韭黃拌
　勻並加入調味料。

枸杞子拌豆腐

功效：枸杞子性味甘平，有抑制脂肪在
　　　肝細胞內沉積的作用，能促進肝
　　　細胞的新生。豆腐味甘性涼，有
　　　益氣和中、生津解毒之效，其所
　　　含的蛋白質易於人體吸收，常食
　　　用可平衡體內酸鹼質，有輕身健
　　　美的功效。

材料：豆腐400克，枸杞子25克，香
　　　油、精鹽、胡椒粉適量。

做法：

1 豆腐切成小方塊，放盤中備用。

2 枸杞子用開水泡透，洗淨，瀝乾水分
　後，放於豆腐上。

3 加上調味料灑上香油即可。

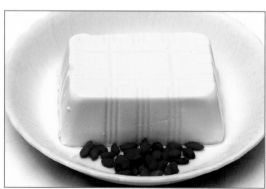

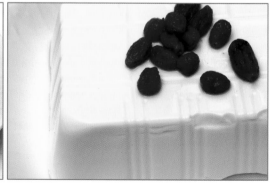

松玉豆腐

功效：茯苓淡而能滲、甘而能補，能瀉能補，可補脾、健胃、利水，減輕體重。而松子可補氣、養液、息風潤肺、滑腸，還能增加新陳代謝，是不錯的減重食品。

材料：茯苓粉末30克、松子5克、玉米粒少量、豆腐1塊、雞蛋2個、紅蘿蔔少許、香菇1～2朵、香菜少許、調味料、高湯。

做法：

1 香菇泡軟去蒂，切細絲。

2 紅蘿蔔切片汆燙一下。

3 將蛋白打到起泡。

4 將豆腐和茯苓粉混合攪拌後用調味料調味，再加入打好的蛋白攪拌。

5 將攪好的豆腐放入大碗中，並將它理成倒扣的碗型，再用香菇、紅蘿蔔、松子、玉米裝飾。

6 將❺放入沸水中，用大火蒸約10分鐘。

7 將高湯煮開，加調味料，淋上太白粉勾芡，倒入蒸好的豆腐上，加上香菜即可上桌。

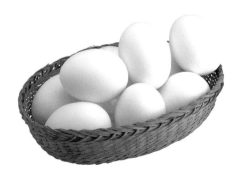

蜜豆人參奶

功效：牛奶中含有豐富的乳鈣質、維他命及礦物質，易於被皮膚吸收，有防止肌膚乾燥、修補細紋、預防大腸癌的功效。而且牛奶中的鈣質，可助於減重過程中穩定情緒、幫助內分泌正常運行；加上人參對脂質、糖的代謝，促進核糖酸、蛋白質的合成，促使肝細胞、骨髓細胞和神經纖維的生長。

材料：高麗參一枝，牛奶300cc、蜂蜜1小杯、黃豆粉兩大匙、紅豆15克、蔥適量。

做法：

1 高麗參磨粉加牛奶、蜂蜜、黃豆粉一起放入果汁機攪拌均勻。

2 紅豆用水浸泡2小時後煮滾，在用小火煮30分鐘，撈出豆子備用。

3 吃時將紅豆加入❶中即可。

山藥南瓜盅

功效：強壯身體、滋養脾肺，此道菜熱量不高，又有滋補美顏的作用。

材料：山藥、南瓜各150克，枸杞少量。

做法：

1 山藥去皮，切小丁，放入果汁機攪打成泥狀，加入調味料。

2 南瓜去皮切塊放於碗中，再將山藥泥倒入，擺上枸杞，放入蒸鍋中蒸約25分鐘即可。

精力沙拉

功效：川七藥性甘平。有增加代謝、造血、促進血液循環功能，而葛根藥性甘平則有出汗解熱、鬆弛神經緊張之效加上桂皮藥性辛甘溫，更有促進循環而增加代謝的作用。

材料：川七、葛根、桂皮、生菜、西瓜、蘋果、柳丁、調味料。

做法：

1. 將川七放入砂鍋內，加三碗水用大火煮開，轉成小火再煮半小時，至水分剩下二分之一，過濾待用。。

2. 將葛根、桂皮粉放入另一鍋內倒入四碗水攪拌均勻後，再倒入川七，用中火慢煮，邊煮邊攪拌直到呈現透明即可，倒入大盤中薄薄的一層，放冷後置冰箱中冷藏。

3. 食用時切細條澆上調味料、水果即可食用。

主食類

什錦補血炒

功效：消腫、散淤、減重降壓。適用於動脈硬化、肥胖症、便秘者。

材料：當歸2錢、熟地2錢、白芍2錢、紅棗20個（切開）青花椰菜150克、草菇50克、紅蘿蔔100克、荸薺100克。

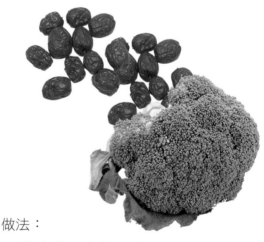

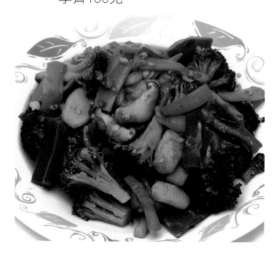

做法：

1. 將中藥及生薑，放鍋中加水蓋過藥面上3公分，水沸後再用小火煮30分鐘，將汁過濾備用。

2. 花椰菜用水汆燙，切成小塊、草菇洗淨對切、荸薺洗淨切丁、紅蘿蔔洗淨去皮切片、青椒洗淨切片。

3. 鍋中油燒熱用蔥、薑、蒜末爆香放入調味料快炒，再倒入蔬菜及藥汁快炒數下即可。

海帶燒木耳

功效：消腫、散瘀、減重降壓。適用於動脈硬化、肥胖症、便秘者。

材料：鮮海帶250克，黑木耳20克，芹菜100克，香醋12克，精鹽4克，味精3克，蔥白10克，生薑5克，花生油25克。

做法：

1 海帶洗淨切成一釐米寬的條，用沸水燙過。

2 黑木耳用水洗淨。

3 炒鍋放大火上，倒入花生油，爆蔥白、生薑，再倒入海帶、木耳，加香醋、精鹽、及酌加素湯燒半小時倒入芹菜，調入味精，裝盤。

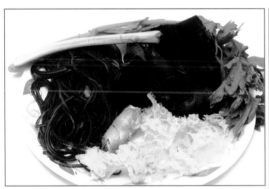 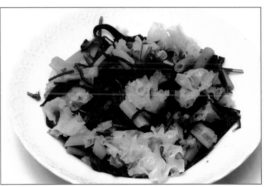

麻辣羊肉炒蔥頭

功效：溫陽化水、祛痰利水、對肢冷畏寒、虛腫之陽虛型肥胖者，減重效果較佳。

材料：素油50克、瘦羊肉200克、薑絲10克、蔥頭100克、花椒10克、辣椒少許。

做法：

1 把素油放在鍋中燒熱，加花椒、辣椒炸焦後撈出。

2 再放入羊肉、薑絲、蔥頭翻炒，加鹽、味精、醋、黃酒適量，熟透取汁，即可出鍋食用。。

歸杞虱目魚肚

功效：溫胃止嘔、消痰行水、具有解毒的功效。

材料：當歸2至3片、枸杞子2錢、米酒適量、虱目魚肚1條、薑2大片。

做法：

1 虱目魚肚洗淨。

2 水煮開將魚肚、枸杞、當歸放入大火煮約5分鐘後，放入鹽、薑片，噴上少量米酒即可。

什錦雞肝

功效：龍眼可補心安神、養血益脾；金針含有豐富的維生素及礦物質，有節生理、促進新陳代謝的功效，自古以來作為利尿及消炎解毒之用。這道菜中，龍眼、金針、菠菜、雞肝都含有豐富的鐵質，加上紅棗、枸杞，更有補脾益氣血之功，可作為減重時低熱量的補血佳品。

材料：枸杞子100克、龍眼肉30克、紅棗20個（切開）、金針100克，菠菜100克、紅蘿蔔100克，雞肝3個、洋蔥1個、橄欖油1大匙、生薑3片。

做法：

1 將中藥、生薑3片，放鍋中加水蓋過藥面上3公分，水沸後用小火煮30分鐘備用。

2 金針洗淨泡水，菠菜洗淨切段，紅蘿蔔洗淨、去皮切小塊備用。

3 雞肝用鹽水洗淨切片煮5分鐘，瀝乾後再川燙，置於調味料中醃5分鐘

4 鍋中油爆香加入醃好的雞肝炒熟取出，用餘油炒蔬菜再加入雞肝、藥汁，拌炒即可。

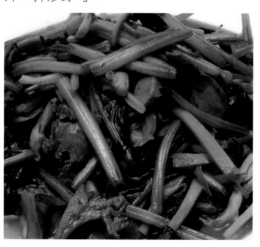

竹笙燉田雞腿

功效：滋陰解熱、利水氣、消浮腫，適合有水氣行的肥胖者。

材料：竹笙60克、田雞腿500克、蔘鬚30克、枸杞子20克、蒜頭3個、鹽2小匙、米酒3匙

做法：

1 竹笙浸熱水中泡軟撈出，沖淨、切小段備用

2 田雞腿洗淨剁成小塊，放入沸水中川燙，撈出，冷水沖涼備用

3 湯碗中倒五碗水，放入竹笙、田雞腿，加入蔘鬚、枸杞及調味料並置於滾水中蒸40分鐘，取出即可食用。

荷葉肉

功效：消暑、化熱、寬中、散鬱。適用於肥胖症、高血壓、高血脂者。

材料：豬肉500克、荷葉8張、米粉100克、甜醬300克、薑末10克、糖20克、醬油20克、蒜末18克、鮮湯85克。

做法：

1 將豬肉洗淨切成小方塊，將荷葉洗淨切成小片備用

2 將醬油、料酒、薑末、甜醬、糖、蒜末調勻，與肉塊拌勻置半小時後，加入米粉、鮮湯拌勻

3 用荷葉將肉片包起來，逐塊放入碗中，入籠，以大火蒸1～2小時，熟後調味即可。

干貝燴山藥

功效：蘆筍含有豐富的葉酸及維他命E，
　　　能預防心臟病、癌症。干貝、山
　　　藥具有潤肺、補脾腎的功用，是
　　　屬於超低熱量的高營養減重塑身
　　　食品。（痛風、高尿酸的病人應
　　　少食蘆筍，可以牛蒡替代）。

材料：干貝2個、山藥200克、蘆筍2
　　　枝、高湯50cc、調味料少許。

做法：

1 干貝洗淨泡軟、剝絲備用。

2 山藥去皮橫切厚塊，綠蘆筍洗淨放入
　加過鹽的的熱水中煮至翠綠，撈出瀝
　乾，切成3～4段。

3 將山藥、干貝（連湯汁）倒入鍋中，
　加高湯用中火約煮10分鐘。

4 山藥煮熟後，加入調味料、蘆筍再煮
　後勾芡即可。

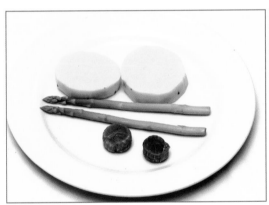
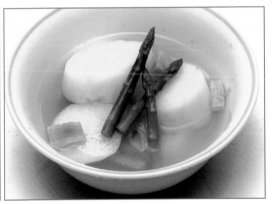

藥燉排骨

功效：補氣血、增加末梢循環、補脾顧
　　　腎、補中益氣。

材料：當歸3錢、川芎2錢、枸杞、紅
　　　棗、熟地各3錢、桂枝2錢、排骨
　　　半斤、山藥200克、黨參3錢。

做法：

1 山藥去皮洗淨，切塊。

2 排骨洗淨用沸水汆燙過。

3 藥材裝入布袋中綁好放進鍋，鍋中
　倒入排骨加水超過材料2公分後，用
　大火煮滾後改小火燜煮10分鐘，再放入
　新鮮山藥續煮5分鐘，最後加入調味料
　即可。

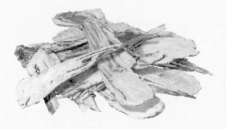

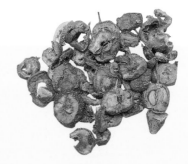

粉彩鮭魚

功效：鮭魚、鯖魚等深海魚類含豐富深海魚油，魚油中的脂肪酸（EPA和DHA）除了有健腦效果外，還能幫助人體代謝褐色脂肪；而其肝糖、和維生素B群能消除節食過程中的飢餓感，並能增強體力。另外，山楂能化瘀，豆豉、薑絲能暖胃、去腥、溫絡。

材料：山楂20克、鮭魚1片、薑絲、豆豉適量。

做法：

1　山楂放入水一碗中煎湯取汁。

2　鮭魚洗淨後，置於盤上，上擺薑絲、豆豉，澆上山楂汁，包上保鮮膜後，放入微波爐，以強火微波5分鐘後即可。

海參遊龍

功效：補腎益精、滋陰健脾、補氣益胃、養血潤燥、消腫利水。（腹瀉、腸胃潰瘍或開刀、有傷口的病人不宜食用）。

材料：海參4條、豬絞肉約200克、蔥1枝、薑10克、太白粉少許、蠔油1小匙，調味料少許。

做法：

1　蔥洗淨後切段、薑去皮洗淨切片。

2　豬絞肉加入調味料攪拌均勻。

3　海參去除內臟洗淨，放入鍋中，加入蔥、薑、米酒、4杯清水煮約5分鐘，撈出，內面灑上太白粉，再鋪上絞肉穿上牙籤固定備用。

4　鍋中倒入蠔油、鹽、胡椒粉、清水兩杯煮開，放入海參以小火煮熟至湯汁收乾一半時撈出，盛入盤中

5　鍋中湯汁加入勾芡，淋於海參上，即可食用。

開心滷

功效：此道冷盤，好吃又補心血，加上茴香、川七、等中藥更能吃到補養又可增加代謝預防肥胖。

材料：甘草20克、桂皮10克、茴香5克、八角茴香10克、川七20克（以上中藥以布袋包好紮緊），豬心1個，薑10克、鹽、蔥1枝、香菜少許、麻油、調味料（醬油、砂糖、料酒）

做法：

1　水煮開後放入豬心汆燙約10分鐘去腥後沖涼，蔥切長段，薑去皮拍碎。

2　將調味料、4杯水煮滾後加入糖煮溶，再放入中藥包、薑、蔥、豬心煮開後熄火。

3　蔥白切段，再縱切成絲。

4　豬心冷卻後切成薄片盛盤，將蔥、香菜擺盤邊，將湯汁淋在豬心上，灑上麻油即可。。

黃瓜鑲肉

功效：瓜含有豐富的鉀鹽、胡蘿蔔素、維生素、糖類、鈣質、磷、鐵等礦物質，可防止皮膚色素沉澱，使肌膚保持光澤細緻；另外還含有纖維素，能促進腸胃蠕動，加速體內老廢物質的排泄，並有降低膽固醇的功效。

材料：豬絞肉150克、大黃瓜1條，薑、蔥適量、香菜少許、太白粉少許。

做法：

1 大黃瓜洗淨，切約3公分圓筒狀，去除中心的瓜仔後塗上適量的太白粉備用。

2 薑、蔥洗淨切末，放於大碗中，加豬絞肉及調味料攪拌均勻，填入大黃瓜的空心內，擺盤後置於水中用中火蒸30分鐘，待肉熟後端出，淋上調味勾芡汁即可。

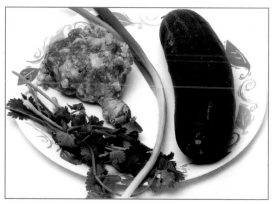 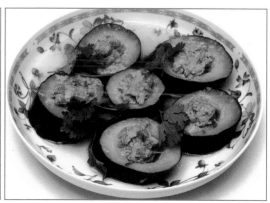

三參腰子

功效：本品適合體質虛弱的人且常常口乾舌燥，虛煩無力者。宜食服用。當歸，藥性甘苦辛。

材料：黨參2兩、丹參1兩、北沙參1兩、紅棗20個（切開），豬腰子1對、薑末、蒜末各3克。

做法：

1 將中藥置於砂鍋中，加水蓋過藥面2公分，煮滾後用小火煮30分鐘後，濾汁備用。

2 將腰子用鹽水洗淨，汆燙去腥後切花加入調味料（薑末、蒜末、醬油、砂糖、鹽）中醃15分鐘後，用大火蒸15分鐘，再放入藥汁蒸10分鐘取出即可。

湯品類

山藥人參湯

功效：本品中的人參可補中益氣、安神
強心，適用於脾虛泄瀉、心悸自
汗、倦怠乏力等症。山藥也具有
補中益氣、健脾胃、益肺止瀉、
補腎固精、養顏美容的作用，是
一種上等的保健食材及藥材。

材料：山藥約100克、高麗參1小枝切約
5～6片薄片、枸杞子少量、冰糖
或蜂蜜適量。

做法：

1 山藥洗淨切大塊。

2 高麗參泡於裝有溫開水的大碗中，再
加入冰糖、蜂蜜、山藥、枸杞子。

3 用保鮮膜罩緊大碗，水開後將大碗放
入蒸鍋，蒸約半小時後即可食用。

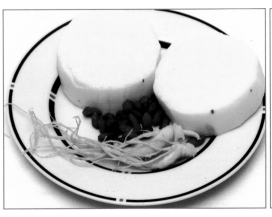
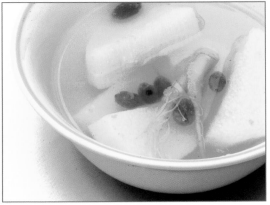

蓮耳海帶湯

功效：蓮藕可清熱除煩、養血安神、寧
神補血；而海帶是礦物質碘的重
要來源，有助於降低血中膽固
醇。

材料：白木耳15克、蓮藕約200克、紅
蘿蔔50克、紅棗20克、蓮子50
克、海帶約60克、牛肉400克、
薑10克、蔥1枝、鹽、味精少
許。

做法：

1 蓮子、紅棗、白木耳洗淨泡熱水。

2 蓮藕洗淨切片，海帶洗淨泡水，軟
化後切短後打結。

3 牛肉切塊，入鍋加水並加入薑、
蒜、蔥一起煮開，再改小火邊煮，
再加入海帶、紅棗、蓮子、木耳同煮，
待海帶熟透後加入調味料即可。

鯉魚冬瓜湯

功效：本品具有利水、消腫作用，治療
　　　肥胖症。

材料：鮮鯉魚1000克、川椒15克、生
　　　薑、香菜、料酒、蔥、味精、醋
　　　各適量。

做法：

1 鯉魚去鱗及內臟，洗淨切成小塊。

2 薑蔥洗淨，拍破和切段。

3 將冬瓜、鯉魚、蔥、生薑放入鋁鍋
加水燒開，文火燒熬約40分鐘。

4 加入香菜、料酒、味精、醋即可。

土雞赤小豆湯

功效：本品具健脾和胃化濁、利尿消腫
　　　作用。可治療肥胖症。空腹飲湯
　　　食肉，可作佐餐。

材料：土雞一隻、赤小豆250克、草果一
　　　個、食鹽、蔥白各適量。

做法：

1 土雞洗淨。

2 赤小豆淘洗淨，草果去梗洗淨，一併
放入雞腹內，煮到熟爛，加蔥、味
精、鹽各少許，即可食用。

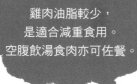
雞肉油脂較少，
是適合減重食用。
空腹飲湯食肉亦可佐餐。

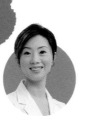

蔘蓍雞絲冬瓜湯

功效：健脾補氣、輕身減重。經常佐膳
　　　食用本品，有補虛減重作用，對
　　　倦怠、嗜睡、食少便溏、四肢浮
　　　腫、頭面虛腫者尤其適宜，減重
　　　療效甚佳。

材料：雞胸肉200克，黨蔘、黃蓍各30
　　　克，冬瓜片200克。

做法：

1 將雞胸肉切絲，與黨蔘、黃蓍同放
在砂鍋內，加水500克以小火燉至八
成熟。

2 放入冬瓜片，調加鹽、黃酒、味精適
量，冬瓜熟透即可。。

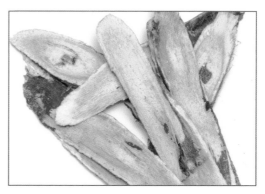

紫菜補血湯

功效：紫菜含鐵量多，而蛤蜊更富含蛋白質，加上補血的四物湯可謂補血聖品，很適合婦女於月經前後食用，熱量低、營養充足，適合怕胖不敢進補者。

材料：當歸2錢、熟地2錢、白芍2錢、紅棗20個（切開）、紫菜50克、豆腐2塊切丁、蛤蜊200克用鹽水洗過吐砂、胡蘿蔔150克切塊、馬鈴薯150克切塊、生薑3片，高湯適量。

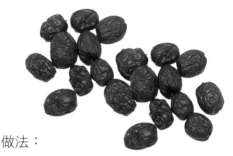

做法：

1 將中藥、生薑，放鍋中加水蓋過藥面上3公分，水沸後再用小火煮30分鐘將汁過濾備用

2 將高湯煮開，入調味料再加入蔬菜及藥汁蓋上鍋蓋煮15分鐘

3 快煮好時再加入蛤蜊、紫菜略煮即可。

牛肉湯

功效：紅辣椒、茴香含有大量的辣椒素及薑黃素，可加速新陳代謝、幫助紓解脹氣。牛肉則是屬於高蛋白的食物，營養成分容易被人體吸收，此湯有提高身體新陳代謝的效用。（胃潰瘍者辣椒應減量）

材料：八角茴香3至5朵、枸杞子3至5錢、牛肉，白蘿蔔1條、蔥2枝、薑3至5片、紅辣椒1枝、調味料少許。

做法：

1 牛肉切3～4公分方塊。

2 蘿蔔去皮切塊、蔥和辣椒洗淨切段。

3 將1200cc的水、蔥、薑、茴香、牛肉放入鍋內用大火煮開後，除去浮在上面的油末，加入處理過的辣椒、枸杞、蘿蔔，再煮開並撈掉浮末。

4 最後加上調味料，改小火慢燉至熟爛即可。

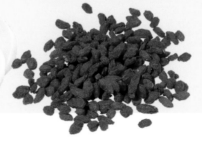

三色雜糧飯

功效：健脾利水、強健內臟、減重。適用於肥胖症及脾虛水腫者。豆類與糙米的結合，除保有原來的營養外，更增加了蛋白質和礦物質的豐富性。

材料：赤小豆、薏苡仁、糙米各100克、冬瓜籽20克、黃瓜30克。

做法：

1 將赤小豆，薏苡仁，糙米先泡水2～3小時後，再與洗淨的冬瓜籽放入鍋蒸煮成飯。

2 起鍋後撒上黃瓜丁再燜一下即可食用，視個人喜好可略加些糖或鹽。

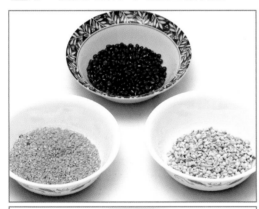

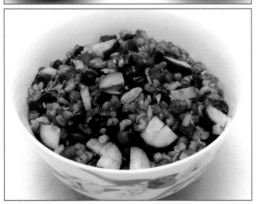

冬瓜粥

功效：利尿消腫，清熱止渴。可促進減重效果，每日早晚食兩次，常服有效。

材料：新鮮連皮冬瓜80～100克，白米100克。

做法：

1 將冬瓜用刀刮後洗淨，切成小塊，再同白米一起置於砂鍋內，一併煮成粥即可。

2 或先用冬瓜仁煎水去渣，再將白米放入煮粥。

什錦烏龍粥

功效：健脾減重。

材料：生薏苡仁30克、烏龍茶5克、紅小豆20克、乾荷葉。

做法：

1 上述原料淘洗乾淨後均放入鍋內，加水煮至豆熟。

2 放入用粗紗布包好的乾荷葉、烏龍茶，再熬7～8分鐘，取出紗布包後即可食用。

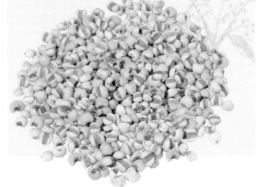

荷葉粥

功效：消化濕濁、用於體質肥胖者。可作主食，每日一次，宜常食。

材料：鮮荷葉1張，大米100克，冰糖少許。

做法：

1 將荷葉洗淨切成3釐米的方塊，入鍋加水適量，用武火燒沸，再用文火煎煮10～15分鐘，去渣留汁。

2 再將大米洗淨入鍋，倒入荷葉渣，加入冰糖和適量水，熬煮成粥即可。

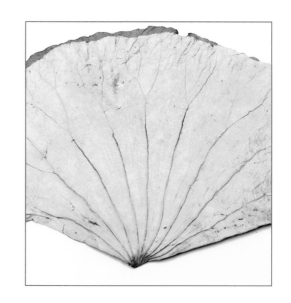

蔘苓粥

功效：益氣健脾胃，利水滲濕。適於神疲喜臥，食納差、大便不實的虛腫者。

材料：人蔘3～5克，白茯苓15～20克，生薑3～5克，大米100克。

做法：

1 先將人蔘切薄片，茯苓、生薑搗碎，浸泡半小時。

2 煎取藥汁兩次，藥汁合併，與大米同煮成粥，早晚各服一次。

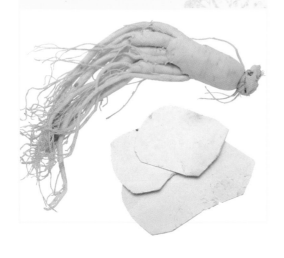

蝦仁山藥粥

功效：固腎益精、補脾胃。適用於女子白帶清稀而多、以及夜尿頻繁的肥胖者。

材料：蓮子30克、山藥30克、芡實30克、金櫻子30克、紅棗20個（切開）雞肉絲80克、蝦仁50克、香菇兩朵（切絲）

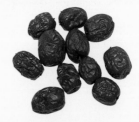

做法：

1 將中藥，放鍋中加水蓋過藥面上3公分，水沸後再用小火煮30分鐘，濾汁備用。

2 米洗淨，加水煮成粥。

3 將藥汁，雞、蝦等入加粥中，再煮5分鐘後即可。

赤小豆粥

功效：利水、滲濕、健脾。用於體型肥
　　　胖，面色虛浮不實者。每日早晚
　　　食用。

材料：赤小豆250克，大米100克，食
　　　鹽、味精少許。

做法：

1 紅豆、大米淘淨泡水2小時入鍋，加
水適量，用武火燒沸，再用文火熬
煮。

2 紅豆、大米加水煮成粥。

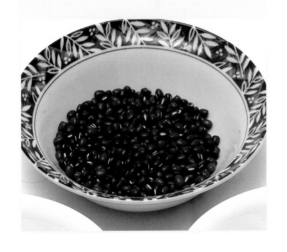

四寶粥

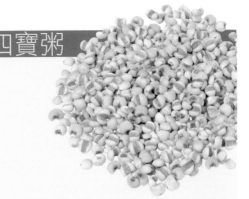

功效：歸補血、白果補腎，加上薏苡仁
　　　性味甘淡、微寒，有清熱潤膚的
　　　效用，而且薏苡仁降血脂的功能
　　　比燕麥好，在三餐中搭配食用，
　　　可預防心血管疾病。（孕婦忌
　　　食）。

材料：薏仁60克、當歸2錢、白果30
　　　粒、白米100克、雞胸絲80克、
　　　調味料（鹽、麻油）少許

做法：

1 薏仁搓洗幾次後用熱水泡一晚後瀝
乾，汁留著備用。

2 白米洗淨後泡水30分鐘，將米、薏
仁倒入鍋中加薏仁汁至10杯，若不
足加水補足，用大火煮滾。

3 雞肉、白果、當歸沖洗乾淨後，加
入粥內再用小火煮熟軟，加調味
料，吃時灑上麻油即可。

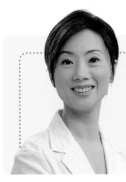

在 三餐中搭配食用，可預防心血管疾病。（孕婦忌食）以
上列舉的是一些常用的減重藥膳，原料易得，製作簡
便。在進行食療的同時，還要注意飲食結構，少食肉類、油
類、糖類，多吃蔬菜，並且控制飲食；同時加強運動量，以
消耗多餘熱量。

美女醫師的七日瘦身湯

材料：新鮮番茄 …… 2～3粒
　　　包心菜 ……… 1粒
　　　青椒 ………… 2粒
　　　芹菜 ………… 1小把
　　　新鮮洋蔥 …… 2粒

做法：以上材料再隨喜好加上鹽、胡
　　　椒、香菜等調味料用小火煮到菜
　　　軟為止。

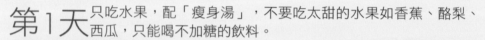

第1天 只吃水果，配「瘦身湯」，不要吃太甜的水果如香蕉、酪梨、西瓜，只能喝不加糖的飲料。

第2天 只吃生菜，可以配「瘦身湯」吃，吃到飽為止，多吃綠色蔬菜或玉米。

第3天 水果、生菜和「瘦身湯」隨意吃。

第4天 吃香蕉（最多3根）、脫脂牛奶和「瘦身湯」，今天可盡量多喝水，香蕉和牛奶有較高卡洛里，不過身體需要的是香蕉和牛奶中豐富的鉀、醣、蛋白質和鈣，以抵擋想吃含糖食物的欲望。

第5天 只吃牛肉和蕃茄（也可以是蕃茄炒牛肉），最多可吃10～20盎司（0.37～0.7公斤）的牛肉和6個蕃茄，今天最多喝6～8杯的水，才能洗掉身體中的酸，別忘了喝瘦身湯。

第6天 牛肉和蔬菜可以吃個痛快，想大吃牛排配生菜都行，當然要先喝瘦身湯。

第7天 本日可略事休息，採流質飲食為主。

恢復正常飲食2天後，可以繼續下個療程。

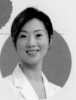

懶人減重湯[一]

芹菜豬腱湯

功效：消水利尿、消脂減重。

材料：芹菜 ………半斤（可增加）
　　　紅蘿蔔 ……1條 （可增加）
　　　豬腱 ………300克

做法：

1 芹菜洗淨、去葉切短莖備用。

2 紅蘿蔔洗淨去皮，切塊，備用。

3 豬腱洗淨備用。

4 紅蘿蔔、豬腱先放入鍋中，注水
3000cc後（約15碗水），用中火
滾約1小時（快鍋約20分即可），再
放入芹菜後稍滾，即可加鹽調味食
用。

服用時間：每天中餐、晚餐食用，
　　　　　每次療程5～7天

配合茶飲

耆苓茶

成分：北耆4錢、白茯苓5錢、葛根3
　　　錢、水1500cc

做法：以上中藥稍沖淨後，加水
3000cc大火煮滾後，轉小火
續煮3～5分鐘後，即可飲
用。

功效：每天當茶飲用，不拘時候，
每天要喝3000cc以上，減重
者三餐前要先喝500cc，再吃
東西。

服用時間：補氣去水、消脂排汗

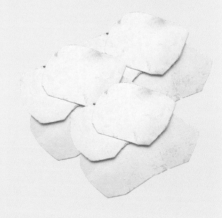

懶人減重湯[二]

昆布去脂麵線

功效：消痰軟堅，行水消脂減重。

材料：昆布 ……………50～100克
　　　瘦肉 ……………100克
　　　蒟蒻麵線 ………一團
　　　水 ………………1000cc
　　　蔥、麻油、胡椒鹽少許

做法：

1 昆布先洗淨，用刀切成細條狀備用；瘦肉切成肉絲備用；蔥洗淨後切成段狀備用。

2 昆布和水先入鍋中大火煮滾後，再轉中火後並加入切好的肉絲，一起煮，待水沸騰即加入蒟蒻麵線，煮沸兩分鐘，即可起鍋，並加入胡椒，趁熱食用。

服用時間：每天中、晚餐食用。

■説明：昆布在中藥上味鹹性寒，有軟堅消痰散結之功；昆布含藻膠酸、昆布素、半乳聚糖等多糖類、海帶氨酸、谷氨酸、天門冬氨酸、脯氨酸等氨基酸，維生素及胡蘿蔔素、碘、鉀、鈣等無機鹽。由於含碘和碘化物，有防治碘 甲狀腺腫的作用；海帶氨酸及鉀鹽有降壓作用；藻膠酸和海帶氨酸有降血清膽固醇的作用，此外，還有輕度的通便作用。

瘦身補筋茶

配合茶飲

成分：炒杜仲5錢、黃耆3錢、水3000cc、話梅3個

做法：加水3000cc後，大火煮滾後轉小火續煮5分鐘後，取汁飲用，還可回沖。

服法：於餐前飲用及餐間飲用，每天要喝3000cc以上。

服用時間：忌食各種甜品、飲料。

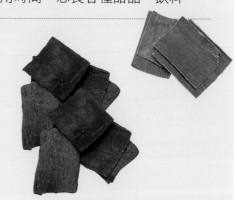

懶人減重湯[三]

瘦身雙牛湯

功效：消水利尿、消脂減重。

材料：豆腐 ………2塊
　　　牛筋 ………400克
　　　牛蒡 ………100克
　　　白蘿蔔 ……1條
　　　枸杞 ………1大匙
　　　生薑 ………半個
　　　水 …………1500cc

做法：

1　將牛筋肉用熱水燙過，以去除血水（這樣湯煮出來才不會濁濁的）。

2　蘿蔔切片，再對剖；豆腐切塊，牛蒡切塊（泡鹽水）備用。

3　薑斜切成片狀，取4～5片。

4　用大火將水煮開後，加入牛筋肉和薑片、白蘿蔔後繼續用中火煮，等蘿蔔顏色由白色變成透明狀時，最後加鹽調味後，加入豆腐灑入枸杞即熄火，燜2分鐘即可食用。

服用時間：當成中、晚餐食用。

補血減重茶飲 配合茶飲

成分：生地5錢、淫羊藿3錢、澤瀉2錢、水3000cc

做法：加水3000cc後，大火煮滾後轉小火續煮5分鐘後，取汁飲用，還可回沖。

服法：於餐前飲用500cc及餐間飲用，每天要喝3000cc以上。

服用時間：忌食各種甜品、飲料。

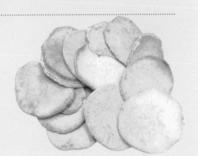

減重食譜注意事項

1. 早餐可吃清漿、豆腐、白煮蛋。
2. 每餐前要先喝兩碗湯、大番茄 1-2個
3. 吃綠色的燙青菜、如（花椰菜、地瓜葉、A菜等）不加油
4. 吃燙過的或蒸過的雞肉、魚肉（不吃雞皮、魚皮）
5. 飯只能吃四分之一碗，最好用蒟蒻品來代替。
6. 不吃羹類、甜品、麵包、蛋糕、饅頭等
7. 甜的水果不能吃，只能吃芭樂、蕃茄、蓮霧、葡萄柚。

主食類舉例
蒟蒻涼麵

材料：蒟蒻絲600克、小黃1條（約70克）

醬汁：醬油2大匙、白醋1大匙、蒜末、薑末各 1小匙、香油1小匙

做法：

1 蒟蒻絲瀝乾水分排入盤中，小黃切絲加入。

2 醬汁調勻，食用時拌入即可。

註：市售蒟蒻絲皆為煮熟後加水包裝，打開即可食用。

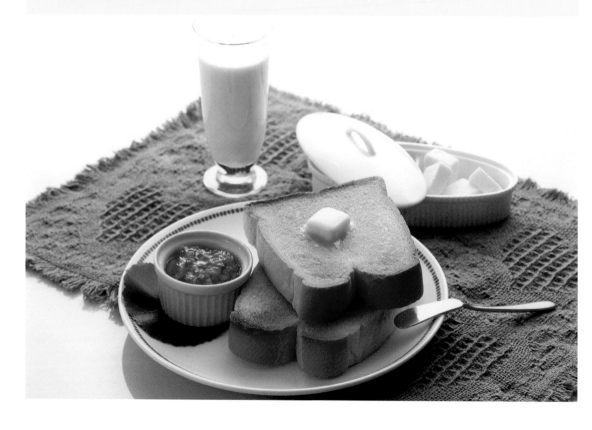

產後瘦身指南

喜悅後的挑戰

女人對於懷孕除了喜悅之外還有一種莫名的擔心！那就是害怕生小孩之後身材會變胖，身材走樣變形！

產後肥胖以腹部肥胖最多，才生完一個小孩，腰圍不但大上好幾吋，腹部的脂肪也多出一大圈。尤其在產後三個月中，最為明顯！

產後為何會腹部肥胖？以中醫的觀點來看，最大的原因就是宗筋鬆弛。宗筋，為全身筋之所主。內經說：「肝，之合筋也。其充在筋，以生血氣」。肝經，經過陰器而抵小腹，肝血發洩於此，而有陰毛。腹部兩旁都屬肝經，肝虛則腹腫，也就是腹部肥胖。

女人在懷胎十月的過程中，腹腔必需承受很大的重量。肝虛，則筋膜無力。所以，在生完小孩之後，整個腹部會像沒有彈性的橡皮筋。非但腹腫，連帶的子宮、陰道，都會失去原有的緊實與彈性。此類病人會比較偏向體力差、容易疲勞、眼睛容易乾澀、怕光、情緒不穩、容易發脾氣、頭暈、指甲枯黃、小腹脹等，也就是現代醫學中所謂的產後荷爾蒙恢復的過渡時期。

當然產後肥胖形成原因除了以上，有些原因也和體質非常有關係。

1. **水濕型肥胖**：體質和水的代謝有關，您可以試著拍拍自己肚臍一下的小腹，看看是不是有「咚咚咚」拍打肚子的聲音，而且平常下半身特別容易腫，特別重，這種就是屬於體濕型肥胖。此種體內水分無法適當的排除、身體無法完全代謝身體的廢水，時間久了，容易體質變虛寒，五臟循環功能不良，脂肪就屯積在腹部了。所以此種體質者要減少吃生冷、冰品、配合運動多出些汗，使身體的基本代謝率增加，排出不要的廢水！

2. **氣虛型肥胖**：此種體質，一般表現為腹部肌肉鬆弛，無法支撐內臟，造成腸胃下垂，形成小腹。此類患者常很容易疲累、皮膚乾燥、顯得憔悴，其他地方可能都不胖，就是小腹下垂往外凸，此類患者建議要多注意生活作息，也要適量的運動，並按摩穴位，再請中醫師開一些補元氣的調理藥方配合，如四君子湯、四神湯。

3. **便祕**：長期的便祕讓腸胃失去原有的功能，便便堆積在肚裡，久而久之就會形成小腹婆啦！這種小肚通常是硬硬的、又往上突出。解決方法除了每日適量的運動增加腸蠕動外，也要多吃蔬菜水果和優酪乳！

4. 生活習慣：彎腰、駝背、一吃飽飯後就馬上坐在椅子上看電視，時間

產後瘦身指南

久了，小腹就跑出來了！這種生活上的習慣不佳，就要自己提醒自己，飯後去公園散個步吧！

* * *

要消除產後所引起的腹部肥胖，要注重腹部的運動與穴道指壓按摩，最好能配合茶飲或中藥的調理來徹底的疏通肝經，才能根本的解決問題。

一、腹部按摩要注意下列事項：

1.飯後1小時後才能進行指壓，以免影響消化。

2.按摩腹部時間，以不超過20分鐘為宜，腹部按摩的方向，以順時鐘方向按摩，由右往左方向按摩，可先在腹部擦上減重霜或減重香精油，再雙手合掌順勢按摩，才不會挫傷肌膚。按摩以兩下開始增加，每天早晚或有空時可做腹部按摩，不但可以消除腹部的肥胖，還可以活絡腹部的器官，兼具養生、祛病的功效。

3.月經期間、腹瀉時停用。

二、腹部按摩方法：

ⓐ平躺在床上時，用食指指壓肚臍上一指的位置水分穴，有助於排除體內多餘的水分，避免水腫，及幫助腸胃蠕動、鍛鍊腹肌。

ⓑ再拿捏肚臍兩旁各一指的位置天樞穴。

ⓒ再拿捏肚臍下方四橫指幅的位置關元穴。

以上幾個穴道都有幫助消化、排氣、排水、促進腸胃蠕動，幫助排便，當然更有消除小腹贅肉的作用。

三、食物取向：

產後腹部肥胖，在食物方面宜多攝取富含維生素 B 群，以幫助脂肪燃燒，提高肝臟的代謝率。維生素 B 群不但可以強化肝臟功能，消除因肝虛，所引起的腫脹。還可以減輕頭暈、目眩，眼睛乾澀、視物模糊，臉色黯淡，口唇淡白，指甲乾枯，月經量少等症狀。

食物中，肝臟是維生素 B 群的寶庫，全穀類、酵母、酸酪、小麥胚芽、豆類、牛奶、肉類等，也都是重要的維生素B群來源。

除此之外，適當攝取一些利水的食物如：

1.黑豆湯：【做法】將黑豆洗淨，加水煮熟後，喝湯即可。

2.紅豆湯：【做法】將紅豆洗淨，加水煮熟後，喝湯即可。

3.綠豆湯：【做法】將綠豆洗淨，加水煮熟後，喝湯即可。

4.冬瓜湯：【做法】將冬瓜加水，嫩薑切絲，煮熟後加少許鹽即可。（不可

加味素或糖）。

5.玉米鬚湯湯：【做法】將整株玉米，
　鬚鬚不可去除。整株玉米切段煮湯，
　加少許鹽。喝湯與吃玉米粒即可。

6.薏仁與小米湯：【做法】將薏仁、小
　米洗淨，加水煮熟後不加調味料。

＊　　＊　　＊

　　以上菜單長期食用，不但可以減
重，更有預防肥胖的功能。

四、產後減重茶飲：

1. 瘦身茶

材料：黃耆3錢、茯苓4錢、洛神茶5
　　　朵、清水1000cc代糖適量

做法：將藥材洗淨後放入茶壺中，水
　　　煮開後沖入茶壺中煮5分鐘後
　　　至出味成紅色即可加入適量代
　　　糖，或放涼後過濾取汁，放入
　　　冷藏室冰一下，涼涼的喝更可
　　　口，也就是夏日的清涼、增強
　　　免疫力兼瘦身的清暑涼飲！

服法：飯後飲用。

不宜：月經期間宜減量。

2.清秀茶

材料：粉紫色玫瑰5朵、桑葉1錢、新
　　　鮮薄荷5片、清水500cc

做法：藥材快速洗淨後，以沸水將茶
　　　杯燙過，將藥材放入杯中，沖

入沸水燜5分鐘至出味即可。

服法：飯後飲用。

不宜：腸胃虛寒者，容易腹瀉、腹脹
　　　者宜減量。

3. 活力飲

材料：綠茶5克、何首烏、丹參各3
　　　錢、水2000cc

做法：將藥材洗淨後放入茶壺中，水
　　　煮開後沖入茶壺中煮5分鐘後至
　　　出味，稍放溫約80度時，再放
　　　入綠茶後，即可飲用。

服法：吃飯前後當茶飲用。

不宜：腹瀉者禁用。

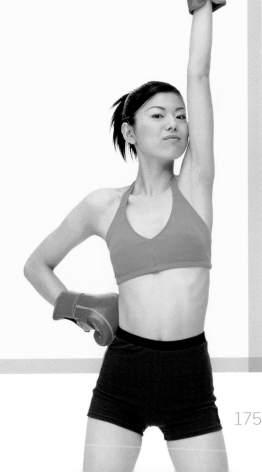

國家圖書館出版品預行編目資料

中醫減重塑身全書/吳明珠著.；初版.－臺北市：商周出版：家庭傳媒城邦分公司發行, 2004 [民93] 面； 公分.－（Complete 005）

ISBN 978-986-124-165-5（平裝）
1. 減重 2. 塑身 3. 中國醫藥
411.35   93004472

Complete 005
中醫減重塑身全書

作　　　者	吳明珠	內頁插圖	林明雪、莊志清
企劃選書	王筱玲	攝　　影	王宏海、藍陳福堂（第9章、第13章）
責任編輯	李韻柔	模 特 兒	Vivid、莊惠茹
特約編輯	王筱玲	內文排版	Annie
行銷業務	周佑潔、林詩富	封面設計	黃淑華
總編輯	陳美靜		
總經理	彭之琬		

發 行 人　何飛鵬
法律顧問　台英國際商務法律事務所
出　　版　商周出版
　　　　　臺北市中山區民生東路二段141號9樓
　　　　　電話：（02）2500-7008　傳真：（02）2500-7759
　　　　　E-mail：bwp.service@cite.com.tw
發　　行　英屬蓋曼群島商家庭傳媒股份有限公司　城邦分公司
　　　　　台北市104民生東路二段141號2樓
　　　　　電話：（02）2500-0888　傳真：（02）2500-1938
　　　　　讀者服務專線：0800-020-299　24小時傳真服務：02-2517-0999
　　　　　讀者服務信箱：service@readingclub.com.tw
　　　　　劃撥帳號：19833503
　　　　　戶名：英屬蓋曼群島商家庭傳媒股份有限公司城邦分公司
訂購服務　書虫股份有限公司客服專線：(02)2500-7718；2500-7719
　　　　　服務時間：週一至週五上午09:30-12:00；下午13:30-17:00
　　　　　24小時傳真專線：(02)2500-1990；2500-1991
　　　　　劃撥帳號：19863813　戶名：書虫股份有限公司
香港發行所　城邦（香港）出版集團有限公司
　　　　　香港灣仔駱克道193號東超商業中心1樓
　　　　　電話：（852）2508-6231　傳真：（852）2578-9337
　　　　　E-mail：hkcite@biznetvigator.com
馬新發行所　城邦（馬新）出版集團
　　　　　【Cite（M）Sdn.Bhd.（458372U）】
　　　　　11, Jalan 30D/146, Desa Tasik, Sungai Besi,
　　　　　57000 Kuala Lumpur, Malaysia
　　　　　電話：（603）9056-3833　傳真：（603）9056-2833
印　　刷　韋懋實業有限公司
總 經 銷　高見文化行銷股份有限公司　電話：(02)2668-9005　傳真：(02)2668-9790
　　　　　新北市樹林區佳園路二段70-1號　客服專線：0800-055-365

ISBN 978-986-124-165-5
2004年(民93)4月初版
2012年(民101)6月二版

城邦讀書花園
www.cite.com.tw